告别

肾病

饮食+理疗+中医调养

赵春杰　主编

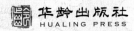

华龄出版社
HUALING PRESS

责任编辑：郑建军

责任印制：李未圻

图书在版编目（CIP）数据

告别肾病 / 赵春杰主编 . -- 北京 ： 华龄出版社，
2020.1

ISBN 978-7-5169-1496-0

Ⅰ．①告… Ⅱ．①赵… Ⅲ．①补肾－养生（中医）
Ⅳ．① R256.5

中国版本图书馆 CIP 数据核字 (2019) 第 249440 号

书　　　名：告别肾病

作　　　者：赵春杰

出 版 人：胡福君

出版发行：华龄出版社

地　　　址：北京市东城区安定门外大街甲 57 号　　　邮　　编：100011

电　　　话：010-58122246　　　　　　　　　　　传　　真：010-84049572

网　　　址：http://www.hualingpress.com

印　　　刷：德富泰（唐山）印务有限公司

版　　　次：2020 年 1 月第 1 版　　　2020 年 1 月第 1 次印刷

开　　　本：710×1000　　1/16　　　　　　　　　　印　　张：14

字　　　数：200 千字

定　　　价：68.00 元

第一章 肾脏常识必须懂

一、肾脏形似两个豆瓣，位于身体的后腰部

二、肾的生理功能

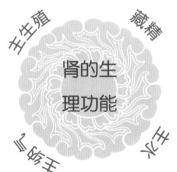

主生殖　藏精　肾的生理功能　主纳气　主水

肾 ➡️
- 肾之体在骨
- 肾之窍在耳
- 肾之液在唾
- 肾之华在发
- 肾之志在恐

三、中医"肾"的概念与作用

四、出现哪些症状预示肾出问题了?

五、易患肾病人群，护肾多留心

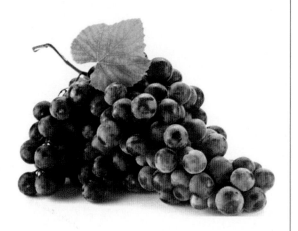

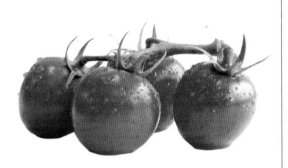

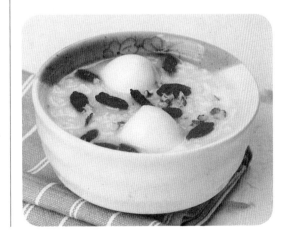

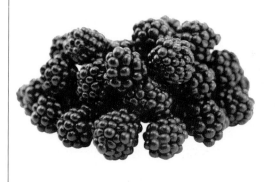

第三章 妙药良方——选对中药固本补肾

第四章 穴位理疗——养肾护肾功效大

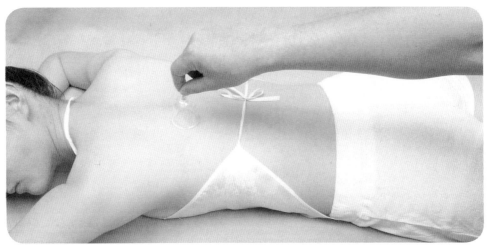

第五章 辨证治疗——常见肾病调养方案

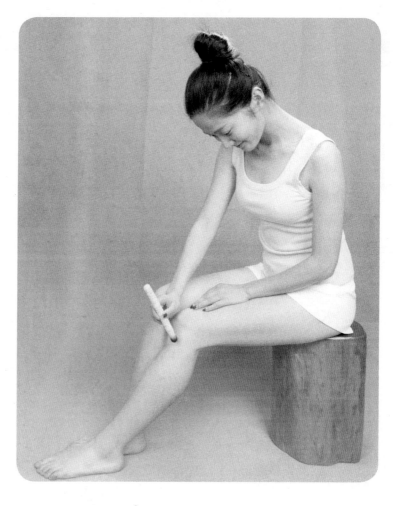

第一章

肾脏常识必须懂

一、肾脏形似两个豆瓣，位于身体的后腰部

肾脏为成对的扁豆状器官，红褐色，位于腹膜后脊柱两旁浅窝中。约长 10 ～ 12 厘米、宽 5 ～ 6 厘米、厚 3 ～ 4 厘米、重 120 ～ 150 克；左肾较右肾稍大，肾纵轴上端向内、下端向外，因此两肾上极相距较近，下极较远，肾纵轴与脊柱所成角度为 30° 左右。肾脏一侧有一凹陷，叫作肾门，它是肾静脉、肾动脉出入肾脏以及输尿管与肾脏连接的部位。这些出入肾门的结构，被结缔组织包裹，合称肾蒂。由肾门凹向肾内，有一个较大的腔，称肾窦。肾窦由肾实质围成，窦内含有肾动脉、肾静脉、淋巴管、肾小盏、肾大盏、肾盂和脂肪组织等。

肾外缘为凸面，内缘为凹面，凹面中部为肾门，所有血管、神经及淋巴管均由此进入肾脏，肾盂则由此走出肾外。肾静脉在前，动脉居中，肾盂在后；若以上下论则肾动脉在上，静脉在下。

肾单位

肾单位是肾脏结构与功能的基本单位，它由一个肾小体和相通的小管组成。人类每个肾脏约有一百万个肾单位。肾小体 90% 以上分布在肾皮质部分。肾小体是由肾小球及包围在其外的肾小球囊组成。肾小球的核心是一团毛细血管网，它的两端分别与入球动脉及出球动脉相连。肾小球外覆以肾小球囊，肾小球囊的壁层上皮细胞与肾小管上皮细胞相延续，其囊腔与肾小管腔相通。

肾单位按其在肾脏部位的不同，分为皮质肾单位和髓旁肾单位。在皮质内层近髓质处的称髓旁肾单位，肾小管甚长，伸入髓质内层，甚至达到肾乳头部。其出球小动脉除分支形成毛细血管网外，还发出直小血管进入髓质内层。皮质肾单位的肾素含量高于髓旁肾单位。而髓旁肾单位的肾小管长，加上有直血管的逆流交换作用，这对保持髓质高渗及尿液浓缩有重要作用。

肾小球滤过膜

指肾小球毛细血管祥的管壁。它由三层构成，最里层是毛细血管内皮细胞，中层为基底膜，外层为上皮细胞（也称足细胞，即肾小球囊的脏层）。

肾小球滤过膜具有一定的"有选择性"的通透性。这是因为滤过膜各层的孔隙只允许一定大小的物质通过，而且和滤过膜带的电荷有关。滤过分子大小一般以有效半径来衡量，半径小于 14 纳米，如尿素、葡萄糖，通过滤过膜不受限制；半径大于 20 纳米，如白蛋白，滤过则受到一定限制；半径大于 42 纳米，如纤维蛋白原，则不

能通过。滤过膜所带电荷对通透性有很大影响。正常时滤过膜表面覆盖一层带负电荷的蛋白多糖，使带负电荷的较大分子不易通过，如白蛋白，当在病理情况下滤过膜上负电荷减少或消失，白蛋白滤过增加而出现蛋白尿。

肾小球系膜

位于肾小球毛细血管袢之间的一种特殊间充质，由系膜细胞和系膜基质组成。系膜细胞的作用可能有：①收缩作用，入球小动脉和出球小动脉的收缩作用受系膜细胞的调节，以影响毛细血管袢的内压和滤过率。②支持作用，它填充于毛细血管袢之间，支持毛细血管的位置。③吞噬作用，能吞噬被阻留在基膜内的大分子物质和蛋白质。④分泌肾素，在肾缺血或免疫复合物沉积时，系膜细胞增生且分泌肾素。

系膜基质充满系膜细胞，在内皮细胞和基膜之间，在血管球内起支持和通透作用。

肾小球旁器

肾小球旁器由球旁细胞、致密斑和球外系膜细胞组成。上述三种成分均位于入球小动脉和出球小动脉构成三角区上。致密斑构成三角区的底边，肾小球旁器对入球动脉压力及肾小管中的钠浓度反应敏感，以此来调节肾

素—血管紧张素—醛固酮系统。

肾小管和集合管

肾小管为肾小球囊的延续，有近曲小管、髓袢与远曲小管三部分，肾小管主要调节水盐代谢，即进行重吸收和分泌作用。肾小管汇合成集合小管，后者又汇合成集合管，穿过肾髓质至肾乳头顶端。

肾血管

肾动脉由肾窦入肾实质，然后分成4～5支叶间动脉，行于肾柱中，叶间动脉在髓质和皮质交界处分成弓形动脉，由弓形动脉分成许多小叶间动脉，伸向皮质。由小叶间动脉分成入球小动脉。每个入球小动脉分成毛细血管袢，即肾小球内的毛细血管网。肾小球内毛细血管袢再汇成出球小动脉，围绕肾小管，同时由出球小动脉分出一支直小血管伴随肾小管降支、髓袢及升支，然后入小叶间静脉。静脉伴随各分支动脉而行。在有效循环血量不足或交感神经兴奋时，由于入球小动脉收缩，血液经短路直接进出球小动脉，再经直小血管进入髓质区，这样造成皮质区明显缺血，而髓质区相对充血现象。

肾间质

在肾小管和血管间夹有少量结缔组织，称为肾间质，肾间质在皮质区甚少，而在锥体乳头处则甚丰富。间

质内含有纤维、基质和间质细胞。肾间质具有生成前列腺素的功能、吞噬功能和促进尿液浓缩功能。

二、肾的生理功能

生成尿液

肾脏是生成和排泄尿液的器官。当人们饮水之后，水分经过肠道吸收进入血液，通过血液循环，运送"营养"，代谢"垃圾"，再经过肾脏处理后形成尿液排出体外。因此，尿液是直接来源于血液里的"垃圾"。常人两个肾脏每分钟大约要过滤血液 100～120 毫升，每天过滤血液的总量约 150～200 升（平均 180 升）。然而，正常人每天排出的尿液只有 1.5 升左右。肾脏排尿需要经过三个过程：①先由肾小球过滤，形成"原尿"；②再由肾小管对"原尿"进行重新吸收，留住原尿中 99% 的"有用物质"，送入血液中；③最后将"原尿"中 1% 的"垃圾"生成"终尿"，即尿液，送入膀胱，排出体外。

排出代谢废物、毒物和药物

人体内部的代谢废物主要有：尿素（即蛋白质及氨基酸分解后所产生的废物，常人每日从尿液中约排出尿素 10～30 克。摄入的蛋白质越多，排出的尿素也越多）、马尿酸、肌酐、肌酸、芳香酸、脂肪酸、胍类、酚类和吲哚类等。其中，尿素、肌酸、肌酐等含氮类代谢物，由肾小球过滤排泄；而马尿酸、苯甲酸以及各种胺类等有机酸，则经过肾小管来排泄。

调节体内水液和渗透压

肾具有强大的根据机体需要调节体内水液浓度并排泄的能力，它主要依靠肾小管来调节人体水液及渗透压。

调节电解质浓度

肾小球滤液中含有多种电解质，诸如钠、钾、钙、镁、碳酸氢、氯及磷酸离子等，它会根据机体的需要来调节其吸收量。

调节酸碱平衡

人体在消化食物过程中及体内糖、脂肪、蛋白质代谢产物所产生大量酸性物质和少量碱性物质释放入血液，然后排出体外。其中以酸性物质为主要排泄物。酸性物质分挥发性酸和非挥发性酸。前者指碳酸；后者包括硫酸、磷酸、乳酸、丙酮酸等。肾脏通过排泄尿液，将新陈代谢过程中所产生的一些酸性物质排出体外，并可控制酸性物质和碱性物质排出的比例，从而保持体内达到酸碱平衡。

调节内分泌

肾脏不仅是排泄器官，还是重要的内分泌器官，它能分泌许多激素来调节人体正常的生理活动。①通过分泌肾素来调节血压；②通过分泌促红细胞生成素，能刺激骨髓干细胞的造血功能；③通过分泌前列腺素及高活性维生素 D，对调节高血压和钙磷代谢，促进生成骨骼，具有十分重要的作用。

三、中医"肾"的概念与作用

中医认为肾位于腰部、脊柱之两侧，左右各一。肾脏的主要生理功能是藏精、主水、主纳气、主生殖、主骨生髓，开窍于耳，其华在发。肾脏由于肾藏有先天之精，为脏腑阴阳之本，也是人体生长、发育、生殖之源，是生命活动之根本，故中医相对于脾胃为后天之本而称为肾为"先天之本"；肾中藏有元阴元阳，元阴属水，元阳属火，故肾又称为"水火之脏"。

生理功能

↖ 肾藏精

主生长发育与生殖。肾藏精是指肾有摄纳、储存精气的生理功能。肾主闭藏的主要生理作用在于将精气藏之于肾，使肾中精气不断充盈，防止其无故流失，为精气在体内充分发挥正常的生理效应创造必要条件。精，是构成人体、维持人体生命活动的基本物质。肾所藏的精气有先、后天之分。"先天之精"禀受于父母，是构成人体胚胎的原初物质。"后天之精"是出生后机体摄取的水谷精气及脏腑生理活动过程中所化生的精微物质。后者又称"脏腑之精"。

↖ 肾主水液

水液是体内正常液体的总称。肾主水液，从广义来讲，是指肾为水脏，泛指肾具有藏精和调节水液的作用。从狭义而言，是指肾主持和调节人体水液代谢的功能。

↖ 肾主纳气

纳，固摄、受纳的意思。肾主纳气，是指肾有摄纳肺吸入之气而调节呼吸的作用。人体的呼吸运动虽为肺所主，但吸入之气必须下归于肾，由肾气为之摄纳，呼吸才能通畅、调匀。

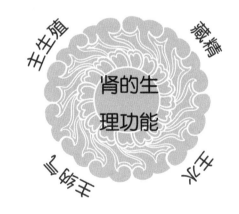

肾的生理功能

主生殖　藏精　主水　主纳气

与志、液、体、窍的关系

↖ 肾在志为恐

恐是人们对事物惧怕的一种精神状态。惊与恐相似，但惊为不自知，事出突然而受惊吓；恐为自知，俗称胆怯。惊与恐，对机体的生理活动是一种不良的刺激。惊恐虽然属肾，但总与心主神志相关。心藏神，神伤则心怯而恐。故《素问·举痛论》说："恐则气下，惊则气乱。"即说明惊恐的刺激对机体气机的运行可产生不良的影响。"恐则气下"，是指人在恐惧状态中，上焦的气机闭塞不畅，可使气迫于下焦，则下焦产生胀满，甚则遗尿。"惊则气乱"，则是指机体正常的生理活动可因惊慌而扰乱，出现心神不定，手足无措等现象。

▶ 肾在液为唾

唾与涎一样，为口腔中分泌的一种液体。有人说其清者为涎，稠者为唾。《难经·三十四难》说肾液为唾。唾为肾精所化，咽而不吐，有滋养肾中精气的作用。若多唾或久唾，则易耗伤肾中精气。所以，养生家以舌抵上腭，待津唾满口后，咽之以养肾精，称此法为"饮玉浆"。

▶ 肾在体为骨，主骨生髓，其华在发

骨为骨骼，是人体的支架，具有支撑、保护人体、主司运动的生理功能，但要靠骨髓来充养。肾精与骨、髓的关系：肾精能够生髓，而髓能养骨，故称"肾主骨"。髓，还可分为骨髓和脑髓。中医认为，脑为髓聚之处，故称"脑为髓之海"。脑髓也依赖于肾精的充养。肾精充足，髓海满盈，则

思维敏捷，耳聪目明，精神饱满。肾精亏虚则髓海不足，脑失所养，在小儿可见智力低下，甚则痴呆；在成人可见思维缓慢，记忆衰减，耳聋目花。"齿为骨之余"。齿与骨同出一源，牙齿亦由肾中精气所充养，肾中精气充沛，则牙齿坚固而不易脱落；肾中精气不足，则牙齿易于松动，甚则早期脱落。此外，由于手足阳明经均进入齿中，因此，牙齿的某些病变，亦与肠与胃的功能失调有关。

发，即头发。肾之华在发，是指肾精能生血，血能生发。发的营养虽来源于血，但生机根本在肾。人在幼年，肾气逐渐充盈，发长齿更；青壮年肾气强盛，头发浓密乌黑而有光泽；进入中年老年，肾气逐渐衰减，头发花白脱落，失去光泽。临床上对于头发枯槁或过早花白脱落，中医往往责之于肾，从肾而治。

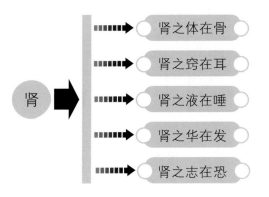

肾
- 肾之体在骨
- 肾之窍在耳
- 肾之液在唾
- 肾之华在发
- 肾之志在恐

▶ 肾在窍为耳及二阴

耳为听觉器官，能分辨各种声音，耳的听觉功能与肾的精气盛衰有密切

关系。肾精可以充养脑髓，肾精充足，髓海得养，则耳的听觉功能正常。如果人的肾中精气虚衰，髓海空虚，则听力减退，或见耳鸣、耳聋。老年人肾中精气多有衰减，脑海空虚，则耳聋失聪。

二阴，即前阴和后阴。前阴具有排尿及生殖机能。尿液的生成与排泄虽由膀胱所主，但要依赖于肾的气化功能才能完成。肾主水，司膀胱的开合，故排尿与肾关系十分密切。肾的气化功能失常，则排尿困难、癃闭；而肾的封藏不固，则尿频、遗尿、尿失禁。肾藏精，主人体的生长发育与生殖。肾的生理功能失常，可导致生殖机能障碍，男子精少、遗精、阳痿；女子月事不调、不孕等。后阴，即肛门，其功能是排泄大便。排泄本为大肠传化糟粕的生理功能，但亦与肾的气化功能有关。肾阳可以温脾阳，有利于水谷的运化；肾的阴精可濡润大肠，防止大便干结不通。如肾的生理功能失常，则可致大便异常。如肾阳虚不能温脾阳，导致脾运化功能失常，水谷并走大肠，可见五更泄泻；肾阴虚，大肠失润，可见大便秘结不通；肾虚，封藏不固，可见久泄滑脱等。

四、出现哪些症状预示肾出问题了？

水肿

水肿是肾脏疾病最常见的症状，程度不一。轻者眼睑和面部水肿，重者全身水肿或并有胸腔积液、腹水。肾性水肿原因一般分为二类：一是肾小球滤过下降，而肾小管对水钠重吸收尚好，从而导致水钠潴留。此时常伴全身毛细血管通透性增加，因此组织间隙中水分滞留，此种情况多见于肾炎。另一种原因是，由于大量蛋白尿导致血浆蛋白过低所致。但二种情况不是决然分开，有时同时存在。

高血压

凡由肾实质病变或肾动脉病变引起的高血压，称之为肾性高血压，其机理为：

1. 容量依赖型高血压：大部分肾实质性病变所引起的高血压属此类型，血中肾素及血管紧张素Ⅱ水平升高不是主要的，与水钠潴留和血容量扩张有关。

2. 肾素依赖型高血压：肾血管性疾病及少数肾实质性高血压，是由肾素—血管紧张素—醛固酮升高所致。这种情况利尿脱水后非但不能控制血压，反而因肾单位血流量下降导致肾素分泌增高，使血压更高。上述两种情况可同时存在，亦可互相转化。

少尿

24 小时尿量少于 400 毫升称为少尿。少于 100 毫升称无尿。少尿可由各种因素引起，如有效血容量不足、肾实质损害、尿路梗阻、急性肾小管坏死等，在分析少尿原因时应注意。

多尿

24 小时尿量超过 2500 毫升称为多尿。这里仅指肾性多尿。肾性多尿的发生原因各不相同，比较常见的有①慢性肾功能不全：由于肾小管功能不全，尿浓缩功能减退所致。此时常表示肾功能已受损，尿比重多呈固定性低比重。在急性肾炎或急性肾功能衰竭多尿期，常表示病情减轻趋向好转。②慢性间质性肾或肾小管性酸中毒：由于肾小管损害多出现多尿，肾性多尿的发生往往同其他系统疾病所致的多尿机理上互相联系不能分开，如原发性醛固酮增多症，多尿既可因高钠刺激下丘脑容量中枢，也可由于低钾性肾小管损害致浓缩功能降低的缘故。

尿频

正常人一般日间排尿 4～6 次，夜间 0～1 次。尿频是指在大致相同的条件下，尿次增多。尿频一般属病理性，最多见于尿路感染，其次为物理性或化学性对尿路刺激。精神性尿频亦不少见。

尿急

指排尿迫不及待感。往往和尿频同时存在，最多见于尿路感染，少数见于膀胱容量缩小和精神性尿急。

尿痛

排尿时尿道口疼痛或伴有烧灼感。多发生在尿路感染，或是尿内有形成分的刺激。

尿频、尿急、尿痛三者常合并存在，称尿路刺激症状，但亦可单独存在。

肾区钝痛及肾绞痛

肾区（脊肋角处）钝痛多是慢性过程，多见于肾盂肾炎、肾下垂、多囊肾及肾炎。

肾绞痛是一种间歇性发作的剧烈肾区痛，沿侧腹部向下腹部、大腿内侧及外阴部放散。主要由结石机械刺激所致，在肾盂肾炎有纤维凝血块时可刺激肾盂或输尿管导致肾绞痛。

血尿

血尿指尿中含有红细胞。血尿又分为肉眼血尿和镜下血尿。凡高倍镜视野有 3 个以上红细胞，就称为血尿或镜下血尿。血尿的病因可分为肾内因素或肾外因素，不管肾内或肾外因素均为病理性。引起血尿的因素很多，最多见于急、慢性肾炎、尿路感染、败血症、肾肿瘤、肾结核。伴随或继发于全身性疾病的也不少见，如血小板减少性紫癜、过敏性紫癜、白血病、流行性出血热、红斑狼疮等。另外肾下垂、游走肾、剧烈运动后也可见到血尿。诊断血尿时要排除假性血尿。

蛋白尿

蛋白尿指尿蛋白定性检查呈阳性者。正常人尿中蛋白定性为阴性或极微，24 小时尿的蛋白含量小于 150 毫克。按发病机理蛋白尿可见于下列情况：①肾小球性蛋白尿：肾小球滤过膜通透性增加，超过了肾小管的重吸收能力，即构成蛋白尿。②肾小管性蛋白尿：在肾小管功能缺陷时，虽然从肾小球滤出的蛋白质数量没增加，但肾小管重吸收能力降低，尿中蛋白质超过正常构成蛋白尿。③溢出性蛋白尿：又称肾前性蛋白尿，主要为血中异常蛋白质增多，如免疫球蛋白的轻链或血红蛋白含量增加。④分泌性蛋白尿：肾组织本身分泌含蛋白的物质进入尿中。正常情况下，肾小管可分泌少量蛋白，如在间质性肾炎、肿瘤、IgA 肾病时，分泌蛋白增多，引起蛋白尿。⑤组织性蛋白尿：正常人尿中存在极小量的可溶性组织分解产物，此类物质属于低分子量蛋白质和肽类。肝坏死时，尿中含肝的特异性抗原，X 线照射可引起尿中糖蛋白增多、心肌及骨骼肌受损时可查到尿中肌红蛋白。

五、易患肾病人群，护肾多留心

易患肾病的高危人群

我国成年人慢性肾脏病的患病率为 10.8%，其中又以老年人为高发人群。据老年人群慢性肾脏病流行病学调查资料显示，近 1/3 的老年人患有慢性肾脏病。人体的衰老是随着年龄的增长而逐渐出现的，从 40 岁开始，人体各个器官功能都开始发生退化，肾脏老化也不例外，尤其是在 40 岁以后，肾功能将每年下降 1%。而且，老年人的自我调节机能被削弱，肾脏更易受损，同样的肾脏损害因素，对老年人的危害更大。此外，老年人往往存在多种慢性肾脏病的危险因素，比如高血压、糖尿病、高尿酸血症、血脂异常，以及冠心病、肺心病、心肺功能不全等。加上老年人常常服用止痛药、安眠药、中草药和保健品等，这些都会对肾脏造成不同程度的损害。

慢性肾脏病是"沉默杀手"

一般来说，肾脏病的发病比较隐秘，在慢性肾病早期，出现水肿、血尿的概率还不到一半，有些患者会出现，但也是短时性的，往往几天、一周左右就自行消失，因此很容易被忽视。当肾脏的功能被破坏超过 75% 时，患者才会出现乏力、恶心、呕吐、腹胀、厌食、高血压、皮肤发暗和头发焦枯等症状。此时再去看病，往往已经到了晚期，治疗效果大打折扣。

常见的肾脏病有哪些？哪种类型的发病率比较高？

肾脏病的种类很多，根据最初发病原因的不同，可分为原发性与继发性两种。原发性肾病指原发于肾的独立性疾病，病变主要在肾；继发性肾病是指全身其他疾病导致的肾脏损害，如高血压病、糖尿病、代谢综合征等引起肾脏损伤，最终导致患病。原发性肾脏病的患者数量占所有肾病人群的一半左右，这些年来一直保持稳定，但继发性肾病的患病人数一直在增长。尤其是糖尿病肾病和高血压肾损害，目前仅次于原发性慢性肾炎，位列第二和第三位，需要引起我们重视。

继发性肾病多是由于疾病在发病或治疗过程中引发的肾脏损害。比如，糖尿病患者因为长期高血糖，导致很多并发症，微血管病变就是其中一类。微血管病变容易累及肾脏，进而影响肾功能。在欧美国家肾功能衰竭的病人中，糖尿病肾病所占比例最高，达30%以上。高血压所致的肾病发病率也与日俱增，在欧美国家晚期肾衰竭病人中，此病所占比例仅次于糖尿病肾病，居第二位，约占25%。

如何预防继发性肾病？

一般来说，血糖控制达标即可防止糖尿病肾病发生。糖尿病患者在治疗过程中要注意护肾，尤其是那些患病10年以上的老糖友，及血糖一直未能得到很好控制的Ⅰ型糖尿病患者，如果出现乏力、恶心呕吐、小便有泡沫、排尿量不正常等症状，应及时去医院检查肾脏。同时，力争把血压保持在理想水平是预防高血压肾损害的关键。

六、保护肾脏，从日常生活做起

肾脏好比人体的污水净化站，担负着过滤、消除有害物质的功能，同时保护对生命活动有重要作用的蛋白质、水分和盐类不致流失，保持人体的水液平衡。肾脏一旦发生故障，就不能消除各种有害物质和多余水分，还会导致大量营养物质流失，发生水液代谢失调、酸碱平衡失调，严重时甚至危及生命。而且肾脏的组织细胞一旦发生损伤便不可再生，所以日常生活中注意保护肾脏尤为重要。

保持健康生活方式

勿过量进食高蛋白食品，蛋白质摄入经消化吸收后产生的废物是氨，摄入过量的蛋白质后可加重肾脏的排泄负担，使肾脏处于高代谢状态；不宜吃含有脂肪过高的食物，低脂饮食对减轻血管硬化，预防高血压、糖尿病及肾脏疾病恶化是有利的；戒烟忌酒；饮食勿过咸，每日摄盐量一般不超过 6 克，肾脏病、心脏病患者宜更低；适量饮水，不憋尿，可以预防尿路感染及结石的发生。

勿滥用药

最常见对肾脏造成损伤的药物为各类止痛药、感冒药、某些抗生素、含有关木通的中药（如龙胆泻肝丸、冠心苏和丸）及造影剂，须在医生的指导下合理使用。慢性肾脏病人应尽可能避免上述药物的使用，以免加重肾脏疾患。

积极预防和控制高血压

血压是加重肾脏损伤的独立危险因素，积极预防高血压、使血压达标是避免肾脏损伤和延缓肾病进展的重要措施。普通人群，血压应控制在 140/90 毫米汞柱以下；肾病、糖尿病人血压应控制在 130/80 毫米汞柱以下；蛋白尿每日超过 1 克者，血压控制在 125/75 毫米汞柱。

控制血糖、血脂及肥胖

糖脂代谢紊乱、肥胖均可导致及加重肾脏疾病，控制血糖、血脂可有效延缓肾脏病发展。近年发现，肥胖导致肾炎的逐渐增多，因此，适当运动、减轻体重对预防肾脏疾病发生有益。

防止感染

细菌和其他病原微生物可以直接由尿路逆行上升，进入肾脏，使肾脏感染发病，为了防止细菌逆行使尿路感染，要保持会阴部及尿道口的清洁卫生。另外，微生物通过血液循环和淋巴液循环的途径也可以感染肾脏。因此，当身体其他部位有感染性病灶存在时，例如扁桃体炎、龋齿、疖肿、结核等，都应及时治疗处理。

防止疾病损害肾脏

有些疾病，例如过敏性紫癜、系统性红斑狼疮、大量脱水、失血、创伤等，都可以损害肾脏。当发生这类疾病时，应及时治疗原发病，同时还要加强肾脏保护措施。

定期健康查体

肾脏病发病隐秘，临床往往不易发现，定期进行健康查体是早期发现肾脏疾病的重要手段。尤其有肾脏疾病家族史以及有糖尿病、高血压、心脏疾病等的患者，应比一般人多加小心。体检切勿忘尿液检查，尿液检查是筛查肾脏疾病一项简单而重要的项目，至少每半年进行一次尿液检查，定期进行肾功能、肾脏 B 超等检查，可以早期发现、早期诊断、早期治疗肾脏疾病。

保护肾脏从日常生活的点滴做起，让你拥有一个健康的身体。

七、中医教您：如何区分肾阴虚和肾阳虚

肾虚指肾脏精气阴阳不足。肾虚的种类有很多，其中最常见的是肾阴虚、肾阳虚。肾阳虚的症状为腰酸、四肢发冷、畏寒，甚至还有水肿，为"寒"的症状，性功能不好也会导致肾阳虚；肾阴虚的症状为"热"，主要有腰酸、燥热、盗汗、虚汗、头晕、耳鸣等。现代科学证明，当人患肾虚时，无论肾阴虚还是肾阳虚，都会导致免疫能力的降低。有更多的证据表明，肾虚发生时，肾脏的微循环系统亦会发生阻塞，肾络呈现不通。所以对于肾虚的治疗应防治结合。

肾阴：是肾精作用的体现，全身各个脏腑都要依靠肾阴的滋养；是人体阴液的根本，所以又称"元阴"。人体各个脏腑失去肾阴的滋养就会发生病变，如肝失滋养则肝阴虚，肝阳亢，甚至出现肝风；心失滋养则心阴虚、心火旺、心烦失眠、心神不安；脑失滋养则眩晕耳鸣。反过来，各个脏腑的阴液严重不足时，也会导致肾阴不足，如热邪侵犯灼伤胃、胃阴不足，进一步就会损伤肾阴，称为"肾阴涸"。由于"阴虚则阳亢""阴虚生内热"，肾阴虚往往会出现潮热、升火颧红、舌红、口干咽燥、脉数无力等热象，但也有虚而无热，则称肾精亏损。

肾阳：能推动人体各个脏腑的生理活动，是一身阳气的根本，也称"元阳"。肾阳不足就会影响各个脏腑的生理活动而发生病变。如肺失肾阳的帮助则出现气急、吸气不足等症，称为肾不纳气；脾失肾阳的推动则出现五更泄泻、完谷不化等症；心失肾阳的鼓动则出现心悸、气急、胸闷、唇舌青紫等心阳不足的症候；膀胱失去肾阳的气化则出现小便不利或失禁或余沥不尽或遗尿；津液的吸收、输布失去肾阳的气化则发生水肿；肾脏本身气化不足则出现阳痿、遗精、腰脊酸软等症；如果肾阳衰竭则出现面色苍白、四肢厥冷、冷汗如油、脉微欲绝等危险的症候，称为亡阳。"阳虚则阴盛"，"阳虚生外寒"。肾阳虚必然会产生寒象，如行寒肢冷、面色㿠白、腰脊冷痛、喜热饮、小便清长、大便清稀、舌淡苔白等症。如果虚而寒象不明显，一般称为"肾气虚"。肾阳虚与肾阴虚同属肾虚，基本相同；区别在于有无明显的寒象。

肾阴、肾阳的相互关系：肾阴与肾阳是肾脏生理的两个方面。滋养全身各个脏腑的作用，称为肾阴；推动全身各个脏腑的活动的作用，称为肾阳。肾阴虚和肾阳虚是肾脏病理的两个方面，虚而有热为阴虚，虚而有寒为阳虚。两者的性质是不同的，阴阳、寒热，是对立的两个方面。两者共居

于肾脏之中，是肾精和肾气的具体表现，是密切联系不可分割的。阴液需要依靠阳气的推动，阳气需要阴液为基础。肾阴虚和肾阳虚往往相互影响，出现阴虚及阳或阳虚及阴的病理现象。肾阴虚和肾阳虚的症状同时出现时，必须具体分析，看哪个方面是病理变化上起着主导作用的方面。以肾阴虚为主，在治疗上要滋补精、血，使肾阴充足，肾阳才能振奋。在中医理论中叫作"精能化气"。以肾阳虚为主，在治疗上首先要培补元气，使肾阳旺盛，才能促进肾阴恢复。在中医理论中称为"精血不能速生，元气所当急固"。我们还必须注意，在疾病发展的过程中肾阴虚和肾阳虚的主要位置会变换，治疗的重点就要相应变化。

男性自测

1. 将少许尿液倒入一杯清水中，如果水仍很清净，表示身体健康；如果变得混浊或有油质浮于水面，绝大多数是肾虚。

2. 在正常饮水情况下，夜尿在 3 次以上。

3. 小便无力，滴滴答答，淋漓不尽。

4. 早晨起床，眼睛浮肿。

5. 不提重物，走到三楼就两腿无力。

6. 坐在椅子上看电视，超过两个小时就感到腰酸。

7. 在厨房做饭，站立时间超过一个小时，就感到两腿发软。

8. 总想闭目养神，不愿思考问题，注意力不集中。

9. 洗头时，头发大量脱落。

10. 总感到有困意，却睡不着，好不容易睡着了，又睡睡醒醒。

若同时出现以上情况中的 3 种情况，就很可能是肾虚。

女性自测

对照下面症状，可以测出自己是不是肾虚。如果有两个以上方面出现问题，应及早去医院检查。

1. 全身方面：全身倦怠、头脑不清醒、注意力不集中、记忆力减退等。

● 工作效率明显下降。

● 无精打采。上班仅仅 1 个小时，就胸闷气短，盼望早早回家休息，但上床后又睡不着。

● 记忆力下降。昨天想好的事情，今天怎么也记不起来。

2. 神经肌肉方面：经常失眠、头昏脑涨、腰酸背痛、下肢乏力等。

● 经常感到很困倦，却无法熟睡，多梦、易惊醒。

● 体重有明显的增加或下降趋势。早上起来，发现腹部肌肉松弛无力，苍白无血色。

● 没有风湿或外伤，却背部不适、胸部有紧缩感、腰背痛、不定位的肌肉痛和关节痛。

●不提重物，走到3楼就两腿无力；坐在椅子上看电视，超过2个小时就感到腰酸。

3.心血管方面：心悸气喘、胸闷、浮肿等。

●晨起或劳累后足踝及小腿肿胀，下眼皮肿胀、下垂。

●月经到来前两三天，四肢发胀、胸部胀满、胸部串痛。

4.胃肠道方面：食欲不振、恶心、胃疼、腹痛腹泻、便秘等。

●尿频，在正常饮水情况下，夜尿在3次以上；小便无力，淋漓不尽，大便黏滞不畅。

●食生冷干硬食物常感胃部不适、口中黏滞不爽、吐之为快。

●一日三餐，进食甚少。排除天气因素，即使口味非常适合自己的菜，也感觉无味。

5.五官方面：视疲劳、鼻塞、眩晕、耳鸣、咽喉不舒服等。

●容易感冒，感冒后就会出现鼻塞、流鼻涕、咽干、咽痛、喉咙有紧缩感等症状。

●坐、蹲的时间稍微长些，直立后会感到两眼发黑、头晕耳鸣。

●用电脑办公或看书二三十分钟就感到眼睛干涩、胀痛。

6.其他方面："性趣"减退、抑郁、焦虑、恐惧等。

●不再像以前那样热衷于朋友的聚会，有种强打精神、勉强应酬的感觉。

●工作情绪始终无法高涨，最令自己不解的是无名的火气很大，但又没有精力发作。

●月经不调、性欲降低，过性生活时感到疲惫不堪。

第二章

养肾该怎么吃：

会吃让你的生命力更旺盛

第一节　补肾壮阳的谷物果仁

黑豆

补肾益精的"肾之谷"

别　　　名　黑黄豆、乌豆、料豆。

性味归经　味甘，性平；归脾、肾经。

建议食用量　每餐约30克。

营养成分

蛋白质、脂肪、维生素、微量元素、皂苷、黑豆色素、黑豆多糖、异黄酮等。

护肾原理

中医认为"黑豆乃肾之谷"。现代研究表明，黑豆食物含有丰富的维生素E，可清除自由基，对抗因氧化过度而产生的人体衰老，且黑豆含有黄酮类物质，具有内雄激素的作用，经常食用有补肾益精等功效。

食用功效

黑豆中蛋白质含量高达36%～40%，含有18种氨基酸，特别是人体必需的8种氨基酸；黑豆还含有不饱和脂肪酸，含量达80%，吸收率高达95%以上。除能满足人体对脂肪的需要外，还有降低血中胆固醇的作用。黑豆中营养元素如锌、铜、镁、钼、硒、氟等的含量都很高，其中的一些微量元素对延缓人体衰老、降低血液黏稠度非常重要。

食用宜忌

黑豆一般人群均可食用。尤其适宜脾虚水肿、脚气浮肿、体虚、小儿盗汗、自汗者食用。可治疗热病后出虚汗等症。此外，黑豆也适宜妊娠腰痛或腰膝酸软、白带频多、产后中风、四肢麻痹者食用。需要注意的是，儿童及肠胃功能不良者不要多吃。

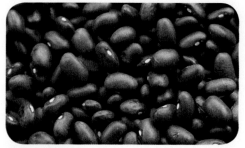

良方妙方

1. 慢性肾炎：黑豆100克，瘦猪肉500克，炖汤适当调味服食。分2次服，每天1剂。

2. 肝虚眩晕：黑豆和醋同放于牛胆中，悬于通风处阴干，取出后每晚服7粒，日久自愈。

经典论述

1.《本草纲目》："服食黑豆，令人长肌肤，益颜色，填筋骨，加力气。"

2.《本草汇言》："煮汁饮，能润肾燥，故止盗汗。"

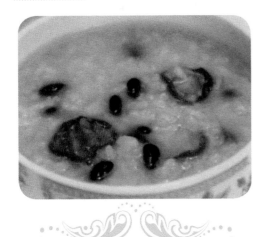

 三豆粥

主　料：黑豆、绿豆、赤豆各 30 克。

调　料：白糖适量。

做　法：取黑豆、绿豆、赤豆各等量混合在一起，用水洗净放入锅内，加适量水，先用大火煮沸，再转小火煮烂，加适量白糖调味即可。

功　效：清热解毒，利尿解暑。

黑豆山楂杞子粥

主　料：黑豆 50 克，山楂 100 克。

辅　料：枸杞子 20 克。

调　料：红糖 20 克。

做　法：

1.山楂切碎、去核，与枸杞子、黑豆同入砂锅，加足量水，浸泡 1 小时至黑豆泡透。

2.用大火煮沸，改小火煮 1 小时，待黑豆酥烂，加红糖拌匀即可。

功　效：滋补肝肺，缓筋活血。适宜于肝肾阴虚型高血压、脂肪肝等患者食用。

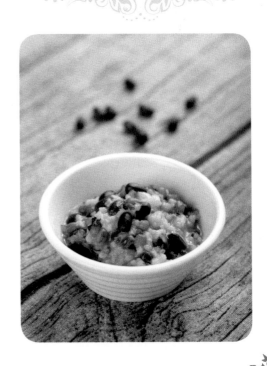

黑米

•❀• 补肾强体的"米中王"

别　　　名　乌米。

性味归经　味甘,性平;归脾、胃经。

建议食用量　每餐约 50 克。

营养成分

蛋白质、碳水化合物、B 族维生素、维生素 E、钙、磷、钾、镁、铁、锌等。

护肾原理

现代医学证明,黑米具有滋阴补肾、健脾暖肝、补益脾胃、益气活血、养肝明目等疗效。经常食用黑米,有利于防治头昏、目眩、贫血、白发、眼疾、腰膝酸软、肺燥咳嗽、大便秘结、小便不利、肾虚水肿、食欲不振、脾胃虚弱等症。

食用功效

黑米所含锰、锌、镁等矿物质和B 族维生素比大米多,更含有大米所缺乏的花青素等成分,因而黑米比普通大米更具营养。多食黑米具有开胃益中、健脾暖肝、明目活血、滑涩补精之功效,对于少年白发、妇女产后虚弱、病后体虚以及贫血、肾虚均有很好的补养作用。

食用宜忌

黑米的外部有一坚韧的种皮包裹,不易煮烂,故黑米应先浸泡一夜后,用泡米的水再煮。黑米粥若不煮烂,不仅大多数营养素不能溶出,而且吃多了易引起消化不良,对消化功能较弱的儿童和老弱病者更是如此。因此,胃肠不好的人不要吃未煮烂的黑米。

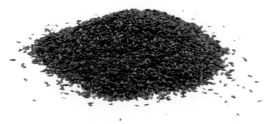

良方妙方

1.须发早白、头昏目眩及贫血患者:黑米 50 克,黑豆 20 克,黑芝麻 15 克,核桃仁 15 克,共同熬粥加红糖调味食之。常食能乌发润肤美容,补脑益智,还能补血。

2.气血亏虚:牛奶 250 毫升,黑米 100 克,白糖适量。做法:将黑米淘洗干净,加入适量水,放入锅中浸泡 2 ~ 3 小时,然后中火煮成粥,快熟时,加入牛奶、白糖煮熟。每日 2 次,早晚空腹温热服食。具有益气、养血、生津、健脾胃的作用,适用于产后、病后以及老年人等气血亏虚、脾胃虚弱者服用。

养生食谱

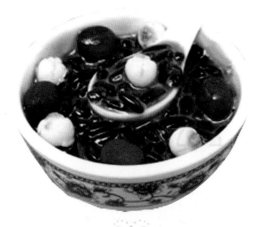

◆ 黑米莲子粥

主　料：黑米 100 克，莲子 20 克，大枣适量。

调　料：冰糖适量。

做　法：将黑米和莲子、大枣泡上 3 ~ 4 小时，然后一起放入锅中煮成粥。煮粥的时候先大火煮开，再小火慢慢熬熟，之后加入冰糖调味即可食用。

功　效：滋阴养心，补肾健脾。适合老人、病后体虚者食用，健康者食之亦可增强抵抗力。

◆ 黑米鸡肉汤

主　料：黑米 100 克，鸡肉 500 克。

辅　料：鲜汤。

调　料：香油、葱、姜、食盐各适量。

做　法：

1. 先将鸡肉切块，用沸水焯一下。

2. 然后将黑米与鸡块共同入砂锅，加入鲜汤和各种调料，大火煮沸，改小火煲 2 小时，待鸡肉与黑米烂熟后，加香油及食盐等调味即可食用。

功　效：补虚益气，养血活血。

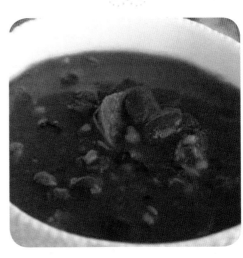

绿豆

❀ 提升肾脏免疫力

别　　　　名　青小豆、植豆。

性味归经　味甘，性凉；归心、胃经。

建议食用量　每餐 40 ~ 80 克。

营养成分

蛋白质、脂肪、碳水化合物、维生素 B_1、维生素 B_2、胡萝卜素、叶酸、钙、磷、铁等。

护肾原理

绿豆中含有丰富的胰蛋白酶抑制剂，有保护肝肾的作用。绿豆还能够清暑益气、止渴利尿，不仅能补充水分，还能及时补充无机盐，对维持电解质平衡有重要意义，能够缓解肾病患者的水肿症状。

食用功效

绿豆营养丰富，药用价值也很高，所含的蛋白质、磷脂均有兴奋神经、增进食欲的功效，为人体许多重要脏器增加营养所必需；绿豆对葡萄球菌以及某些病毒有抑制作用，能清热解毒。

食用宜忌

绿豆具有解毒作用。经常在有毒环境下工作或接触有毒物质的人，可经常食用绿豆用以保健。由于绿豆有解毒作用，服用中药特别是温补中药时不要吃绿豆食品，以免降低药效。脾胃虚寒滑泄者勿食。

良方妙方

1. 慢性肾炎水肿：绿豆 250 克，制附子 15 克，黄芪 60 克，党参、白术各 30 克。水煎服，每日 1 剂。

2. 肾盂肾炎：绿豆、薏苡仁各 30 克，加水煮汤，连渣服食，每天 1 次。

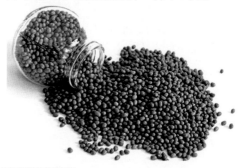

经典论述

1.《本草求真》："绿豆味甘性寒，据书备极称善，有言能厚肠胃、润皮肤、和五脏及资脾胃。按此虽用参、芪、归、术，不是过也。"

2.《本草汇言》："清暑热，解烦热，润燥热，解毒热。"

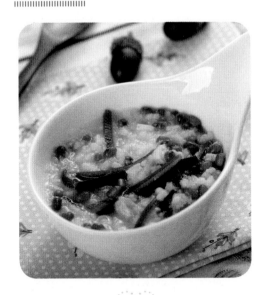

◆ 绿豆汤

主　料：绿豆 100 克。

调　料：冰糖适量。

做　法：

1.将绿豆洗净备用。

2.锅放清水烧开，然后放入绿豆，用大火烧煮，煮至汤水将收干时，添加滚开水，再煮 15 分钟，绿豆开花酥烂。

3.加入冰糖,再煮 5 分钟,过虑取汤即可。

功　效：清热解毒，止渴消暑。

◆ 海带绿豆粥

主　料：白米 100 克，绿豆、水发海带丝各 50 克。

调　料：盐适量，芹菜末少许。

做　法：

1.白米洗净沥干，绿豆洗净泡水 2 小时。

2.锅中加水煮开，放入白米、绿豆、海带丝略搅拌，待再煮滚时改中小火熬煮 40 分钟，加入盐拌匀，撒上芹菜末即可食用。

功　效：清热解毒，利水泄热。

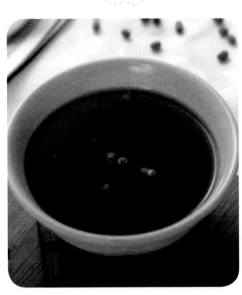

玉米

除湿利尿又活血

别　　名	棒子、苞米、苞谷、玉蜀黍。
性味归经	味甘，性平；归脾、胃、肾经。
建议食用量	每餐80～100克。

营养成分

蛋白质、脂肪、淀粉、维生素 B_1、维生素 B_2、维生素 B_6、维生素 A、维生素 E、胡萝卜素、纤维素及磷、钙、铁等。

护肾原理

玉米具有除湿利尿、宁心活血、软化血管等功效，能一定程度缓解肾病引起的小便不利、血压升高等症状。多食玉米可防治食欲不佳、抑郁、精力不足、贫血、水肿、二目无神、记忆力减退等常见肾功能下降引起的症状。

食用功效

玉米含有丰富的钙、磷、硒和卵磷脂、维生素 E 等，均具有降低胆固醇的作用。玉米含有的不饱和脂肪酸中，亚油酸的比例高达60％以上。它

和玉米胚芽中的维生素 E 协同作用，可降低血液胆固醇浓度并防止其沉积于血管壁，对冠心病、动脉粥样硬化、糖尿病、高脂血症及高血压等都有一定的预防和治疗作用。

食用宜忌

宜食：尤适宜脾胃气虚、气血不足、营养不良、动脉硬化、高血压、高脂血症、冠心病、心血管疾病、肥胖症、脂肪肝、记忆力减退、习惯性便秘、慢性肾炎水肿以及中老年人食用。

忌食：脾胃虚弱者，食后易腹泻。

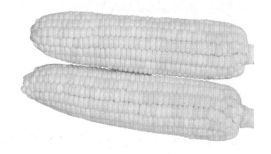

良方妙方

1. 慢性肾炎水肿：玉米籽适量，加水3倍量，煎汤代茶，早晚饮服，久而有效。

2. 小便不利：玉米须鲜者30～45克，干者12～15克，煎汤服。

经典论述

1.《本草推陈》："煎服有利尿之。"

2.《本草纲目》："调中和胃。"

养生食谱

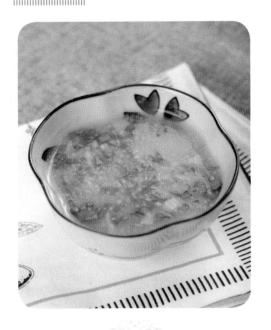

◆ 玉米汁

主　料：鲜玉米1个。

做　法：

1. 玉米煮熟，放凉后把玉米粒放入器皿里。

2. 按1：1的比例，把玉米粒和白开水放入榨汁机里，榨汁即可。

功　效：含丰富膳食纤维、可防肠炎、肠癌等，能降低胆固醇、预防高血压和冠心病，常食皮肤细嫩光滑、延缓皱纹。

◆ 小白菜玉米粥

主　料：小白菜、玉米面各50克。

做　法：

1. 小白菜洗净。入沸水中焯烫，捞出，切成末。

2. 用温水将玉米面搅拌成浆，加入小白菜末，拌匀。

3. 锅置火上，加水煮沸，下入小白菜末玉米浆，大火煮沸即可。

功　效：补肝益肾，润燥通便，利尿，养胃，抗衰老。

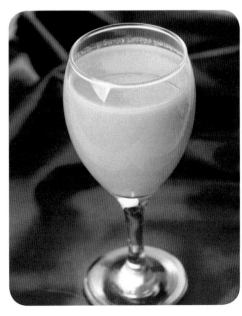

小米

益肾气补虚损

别　　名　粟米、谷子、秫子、黏米、白粱粟、粟谷。

性味归经　味甘，性微寒；归胃经。

建议食用量　每餐50～80克。

营养成分

蛋白质、脂肪、碳水化合物、胡萝卜素、维生素 B_1、钙、维生素 A、维生素 D、维生素 C 和维生素 B_{12} 等。

护肾原理

小米不仅营养丰富，且产热量高，能补虚温阳，另还有利尿消肿的功效，对缓解肾病出现的乏力、手足之冷、小便不利等症状有一定食疗功效。

食用功效

一般粮食中含胡萝卜素较少，而小米每100克中含量达100微克，维生素 B_1 的含量也非常高。小米是理想的滋补品。

小米中含有多种维生素和矿物质，能抑制血管收缩，有效降压，防治动脉硬化，同时，还可健脾益气、补虚、降脂降糖。

食用宜忌

一般人均可食用。小米是老人、病人、产妇宜用的滋补品。

气滞者忌用；素体虚寒，小便清长者少食。

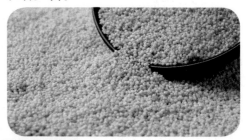

良方妙方

1. 脾胃虚弱，食不消化，呕逆反胃：粟米半升，捣如粉，水和丸如梧子，煮令熟，点少盐，空腹和汁吞下。(《食医心镜》)

2. 胃热消渴：粟米煮饭。(《食医心镜》)

3. 反胃：粟米磨成粉，做成梧桐子大小，每次煮熟后服6～10克，加少量盐吞服。

4. 腹痛：锅巴烧焦研末，用温水送服5克，每日服3次。

经典论述

1.《本草纲目》："粟米味咸淡，气寒下渗，肾之谷也，肾病宜食之，虚热消渴泻痢，皆肾病也，渗利小便，所以泄肾邪也，降胃火，故脾胃之病宜食之。"

2.《本草衍义补遗》："粟，陈者难化。所谓补肾者，以其味咸之故也。"

养生食谱

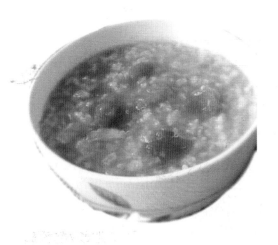

◆ 小米粥

主　料：小米 30 克。

做　法：

1. 小米淘洗干净。

2. 加入凉水。大火烧开，小火煮 15 分钟，汤黏稠关火即可。

功　效：健脾和胃，安神助眠。

◆ 小米南瓜粥

主　料：小米 100 克，南瓜 20 克。

做　法：

1. 小米洗净，南瓜去皮剔瓤，切成半寸见方的丁状或片状；

2. 把小米和南瓜丁一起放入锅中，加适量清水，大火煮开后，小火煲约 30 分钟，熬出的粥色泽金黄即可。

功　效：养胃，解毒。

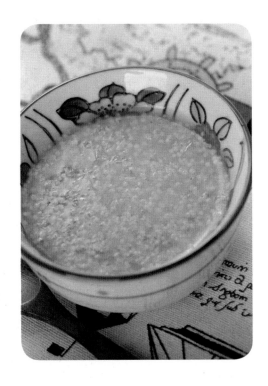

土豆

和中养胃消水肿

别　　　名　马铃薯、洋芋、地蛋、山药蛋。

性味归经　味甘，性平、微凉；归脾、胃、大肠经。

建议食用量　每餐100～200克。

营养成分

淀粉、膳食纤维素、胶质、蛋白质、脂肪、磷、钙、铁、钾、多类维生素与核酸、柠檬酸、土豆素等。

护肾原理

土豆所含的钾能取代体内的钠，同时能将钠排出体外，有利于高血压和肾炎水肿患者的康复；土豆还含有和免疫功能有关的酵素，可以提高人体免疫能力，起到预防慢性肾炎和保护肾脏的作用。

食用功效

和中养胃、健脾利湿：土豆含有大量淀粉以及蛋白质、B族维生素、维生素C等，能促进脾胃的消化功能。

降糖降脂、美容养颜：土豆能供给人体大量有特殊保护作用的黏液蛋白；能保持消化道、呼吸道以及关节腔、浆膜腔的润滑，预防心血管和系统的脂肪沉积，保持血管的弹性；有利于预防动脉粥样硬化的发生。土豆同时又是一种碱性蔬菜，有利于体内酸碱平衡，中和体内代谢后产生的酸性物质，从而有一定的美容、抗衰老作用。

食用宜忌

土豆发芽，须深挖及削去芽附近的皮层，再用水浸泡，长时间煮，以清除和破坏龙葵碱，防止多食中毒。脾胃虚寒易腹泻者应少食。

良方妙方

1.胃溃疡：鲜土豆洗净，捣成泥，用布挤去水分，置砂锅里大火煮，不要盖盖，蒸发掉水分，煮成锅巴结在锅底。将锅巴研成粉末，每日早晚各服1匙。

2.慢性肠炎：将土豆100克、生姜10克洗净切碎，橘子1个去皮、核，将三者混合用洁净纱布绞汁。每次饭前饮1汤匙。

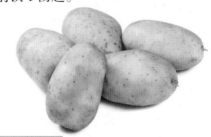

经典论述

1.《本草纲目》："小儿熟食，大解痘毒。"

2.《湖南药物志》："补中益气，健脾胃，消炎。"

养生食谱

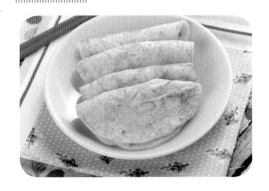

◆ 土豆泥饼

主　料：土豆 100 克，面粉 200 克，鸡蛋 2 个。

调　料：植物油、盐各适量。

做　法：

1. 把土豆洗净、蒸熟、去皮、捣成泥状，加入鸡蛋、盐、面粉和在一起，做成 10 个圆形的等分饼坯。

2. 锅中加入植物油烧热，把土豆饼坯逐个放到油锅里炸 1 分钟捞出。

3. 将油锅继续加热，至七成热时，再将土豆饼坯放进去，再炸半分钟成金黄色即可。

功　效：益胃通肠，减少胀气。

◆ 风味土豆泥

主　料：土豆 200 克。

辅　料：胡萝卜丁 20 克，西芹丁 20 克。

调　料：炼乳 20 克，奶粉 10 克。

做　法：

1. 把土豆清洗干净去皮切成片，放蒸箱蒸 30 分钟，软烂后打成泥状放容器里加奶粉、炼乳拌匀。

2. 胡萝卜去皮切成丁焯水，放入土豆泥中。

3. 西芹切粒焯水放土豆泥中拌匀即可。

功　效：和胃调中，健脾益气。

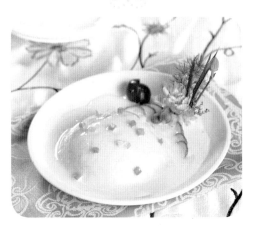

黑芝麻

养血润燥补肝肾

别　　名　胡麻、脂麻、乌麻、黑油麻、乌芝麻、巨胜子。

性味归经　味甘，性平；归肝、肾、大肠经。

建议食用量　每天 10～20 克。

营养成分

蛋白质、脂肪、钙、磷、铁、芝麻素、花生酸、芝麻酚、油酸、棕榈酸、硬脂酸、甾醇、卵磷脂、维生素 A、维生素 B、维生素 D、维生素 E 等。

护肾原理

黑芝麻对于肝肾不足所致的视物不清、腰膝酸软、耳鸣耳聋、眩晕等症的食疗作用明显，肾病综合征病人可以适量食用，改善不适症状。

食用功效

黑芝麻中含有丰富的不饱和脂肪酸，能促进红血细胞的生长，保护肝、胃，同时还能补充人体所需要的钙质，可降血压。

黑芝麻具有保健功效，一方面是因为含有优质蛋白质和丰富的矿物质；另一方面是因为含有丰富的不饱和脂肪酸、维生素 E 和珍贵的芝麻素及黑色素。

芝麻是植物油中的佼佼者，芝麻所含的脂肪酸 85%～90% 为不饱和脂肪酸，易被人体吸收；芝麻中维生素 E 含量丰富，而维生素 E 可增强细胞的抗氧化作用，保护人体，延缓衰老。

食用宜忌

芝麻仁外面有一层稍硬的膜，把它碾碎才能使人体吸收其中的营养，所以整粒的芝麻应加工后再吃。炒制芝麻时注意控制火候，切忌炒煳。

患有慢性肠炎、便溏腹泻者忌食；阳痿、遗精者忌食。

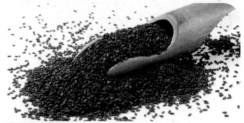

良方妙方

1. 神经衰弱：黑芝麻、核桃仁、桑叶各 60 克，捣烂为泥，捏成小丸，每次 10 克，每日 2 次。

2. 中风：黑芝麻 1000～1500 克，洗净去杂质，上锅蒸 2～3 次，干燥后研细，炼蜜为丸，每丸重 3 克，每次服 3 丸，黄酒送下，每日服 3 次。

经典论述

1.《抱朴子》："耐风湿，补衰老。"

2.《唐本草》："生嚼涂小儿头疮及浸淫恶疮。"

养生食谱

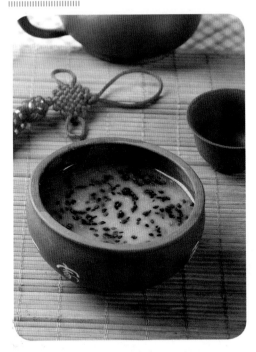

◆ 黑芝麻糊粥

主　料：黑芝麻 10 克，粳米 20 克，蜂蜜适量。

做　法：

1. 先将黑芝麻晒干后炒熟研碎。

2. 再将粳米加适量的清水入锅煮粥，煮至八成熟时加入炒熟的黑芝麻和蜂蜜，搅拌均匀后稍煮即成。

功　效：补肝肾，润五脏。适用于消瘦、便秘、须发早白等。

◆ 芝麻淮粉羹

主　料：黑芝麻 30 克，淮山药 50 克。

调　料：白糖 20 克。

做　法：

1. 将黑芝麻、淮山药研制成粉待用；

2. 锅中水烧沸下入黑芝麻、淮山粉搅匀，熬至黏稠加白糖即可。

功　效：乌发益肾，润肠通便。

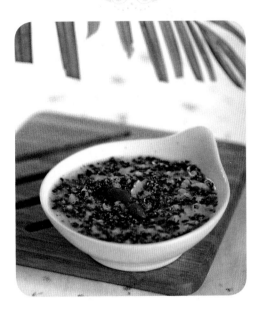

板栗

补肾强腰肾之果

别　　　名　大栗、栗果、毛栗、棋子。

性味归经　味甘，性温；归脾、胃、肾经。

建议食用量　每次 10 个（约 50 克）。

营养成分

蛋白质、脂肪、碳水化合物、灰分、淀粉、维生素 B、脂肪酶等。

护肾原理

板栗具有补肾强腰的功效，此外板栗的碳水化合物含量高，能提供人体较多热量，提高人体抗寒能力，能有效缓解肾病患者出现的形寒肢冷、小便清长等症状。

食用功效

板栗中所含丰富的氨基酸和维生素、矿物质，对高血压、冠心病、动脉硬化、骨质疏松等患者有益，是抗衰老、延年益寿的滋补佳品。板栗还能维持牙齿、骨骼、血管肌肉的正常功能，帮助脂肪代谢，具有益气健脾、滋补胃肠的作用。

良方妙方

1. 老年体弱、气血两虚：栗子肉 100 克，香菇 60 克，加调料适量，一起炒食。

2. 老人肾虚、腰腿酸软、脾胃虚弱：每日早晚各吃风干生栗子 7 个，细嚼成浆咽下。新鲜栗子 30 克，火堆中煨熟吃，每天早晚各 1 次。

3. 肾气虚弱、脾胃不足：栗子肉 500 克，白糖 250 克，栗子煮熟，捣烂加糖，制成糕饼后食用。

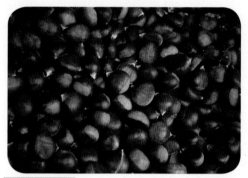

经典论述

1.《名医别录》："主益气，厚肠胃，补肾气，令人忍饥。"

2.《本草纲目》："有人内寒，暴泄如注，令食煨栗二三十枚，顿愈。肾主大便，栗能通肾，于此可验。"

3.《滇南本草》："生吃止吐血、衄血、便血，一切血证俱可用。"

养生食谱

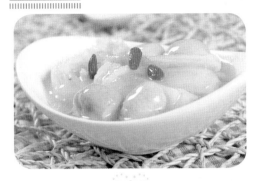

◆ 板栗扒娃娃菜

主　料：娃娃菜 350 克。

辅　料：板栗 100 克，奶汤 200 克。

调　料：盐 5 克，鸡粉 3 克，鸡油 10 克，水淀粉 25 克。

做　法：

1. 将娃娃菜去掉老叶留嫩心，底部打十字刀焯水至熟后撕开码放盘中。

2. 板栗加少许清水，加白糖蒸软，去汤码放在娃娃菜上。

3. 锅内放入奶汤，加盐、鸡粉、鸡油调好，大火烧开后，用水淀粉勾芡淋上即可。

功　效：补肾，解酒，抑制亚硝酸胺的吸收与合成。

◆ 栗子粥

主　料：大米 200 克，栗子 50 克。

调　料：白糖适量。

做　法：

1. 大米洗净，用水浸泡 1 小时；栗子煮熟、去皮、切碎。

2. 锅置火上，加适量清水，放入泡好的大米，用小火熬粥。

3. 待粥沸时，加入碎栗子，再用小火煮 10 分钟左右至熟，粥黏稠后加入白糖调味即可。

功　效：补虚养身，壮腰健肾。适用于肾气虚弱、脾胃不足。

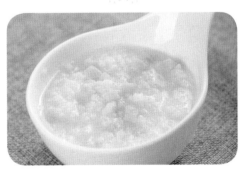

核桃

❋—❖ 滋补肝肾强筋骨

别　　　名　核桃仁、山核桃、胡桃、羌桃、黑桃。

性味归经　味甘，性温；归肾、肺、大肠经。

建议食用量　每次1个（150 ~ 200克）。

营养成分

蛋白质、脂肪、碳水化合物、纤维、烟酸、泛酸、铜、镁、钾、维生素 B_6、叶酸、维生素 B_1、磷、铁、维生素 B_2 等。

护肾原理

核桃不仅有健脑之效，对于肾结石也有很好的预防作用。因为核桃肉中含有丙酮酸，能阻止黏蛋白和钙离子结合，从而阻止结石形成。核桃还有滋补肝肾、强筋健骨的功效，对于肝肾亏虚型肾病患者有一定食疗功效，能有效缓解腰膝酸软、小便清长等症状。

食用功效

核桃与杏仁、榛子、腰果并称"世界四大干果"。核桃仁有防止动脉硬化、降低胆固醇的作用；核桃仁含有大量维生素E，经常食用有润肌肤、乌须发的作用，可以令皮肤滋润光滑，富于弹性；核桃仁有缓解疲劳和压力的作用。核桃仁中钾含量很高，适合高血压病人食用。

食用宜忌

宜食：核桃一般人群均可食用。尤其适宜肾虚、肺虚、神经衰弱、气血不足、癌症患者以及脑力劳动者与青少年食用。

忌食：腹泻、阴虚火旺、痰热咳嗽、便溏腹泻、内热盛及痰湿重者均不宜食用。

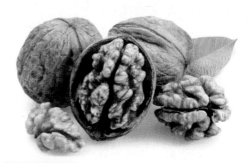

良方妙方

1. 肾虚腰痛：核桃仁60克，切细，注以热酒，另加红糖调服。（《饮食治疗指南》）

2. 肺肾不足气喘：核桃仁、人参各6克，水煎服。（《饮食治疗指南》）

经典论述

《本草拾遗》："食之令人肥健。"

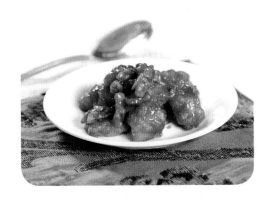

◆ **酱爆桃仁鸡丁**

主　料：鸡丁 300 克，干桃仁 100 克。

调　料：甜面酱 15 克，味精 2 克，白糖 15 克，香油 2 克，食用油适量。

做　法：

1. 鸡丁上浆滑油备用。

2. 核桃仁轻炸熟备用。

3. 锅内放食用油，加入甜面酱、盐、白糖、味精、料酒调好味，放入鸡丁、核桃仁翻炒均匀，淋香油即可。

功　效：益气养血，补肾益精，温肺定喘。

◆ **助眠小炒**

主　料：鲜核桃仁 100 克，芦笋、山药、木耳、莴笋各 50 克。

辅　料：红腰豆 15 克，彩椒 10 克。

调　料：盐 4 克，鸡粉、葱油各 3 克，香油 2 克，水淀粉 150 克。

做　法：

1. 芦笋、莴笋、山药切片，彩椒切块备用。

2. 锅内放入葱油加入鲜核桃仁、芦笋、山药、木耳、莴笋、红腰豆、彩椒煸炒，放入盐、鸡粉、香油调味，用水淀粉勾芡出锅即可。

功　效：健脑补肾，养血益智，安神助眠。

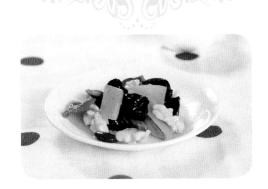

松子仁

补肾益气的"长寿果"

别　　　名　罗松子、海松子、红松果、松仁、松元。

性味归经　味甘，性平；归肝、肺、大肠经。

建议食用量　每次一大勺（约20克）。

营养成分

脂肪、蛋白质、碳水化合物、不饱和脂肪酸、油酸酯、亚油酸酯、钙、铁、磷、钾等。

护肾原理

松子仁具有滋阴养血的功效，有助于调理肾病患者后期体虚、气血不足。适用于头晕耳鸣、乏力无神等症状。食用松子仁有助于调养身体，恢复身体机能。

食用功效

松子中富含不饱和脂肪酸，如亚油酸、亚麻酸等，能降低血脂，预防心血管疾病；松子中所含的矿物质如钙、镁、铁、磷、钾等，能提供丰富的营养成分，强壮筋骨，消除疲劳，对大脑和神经有补益作用，是脑力劳动者的健脑佳品。松子中维生素E含量高，有很好的软化血管、延缓衰老的作用，既是中老年人的理想保健食物，也是女士润肤美容的理想食物。松仁富含脂肪，能润肠通便缓泻而不伤正气，对老人体虚便秘、小儿津亏便秘有一定的食疗作用。

饮食宜忌

宜食：一般人群均可食用，尤其适宜中老年体质虚弱、久咳无痰者；便秘、慢性支气管炎、心脑血管疾病者宜食。

忌食：咳嗽痰多、便溏、精滑、腹泻者应忌食。松子所含油脂很丰富，所以胆功能严重不良者需慎食。

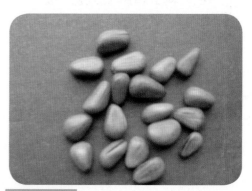

良方妙方

肝血不足，头晕等；健康人用以强壮身体，却病延年：松子仁500克，去除杂质，捣碎，研细，呈膏状，盛于瓶内。每次服用15克，每日2～3次，温酒送下。

经典论述

《海药本草》："海松子温胃肠，久服轻身，延年益寿。"

养生食谱

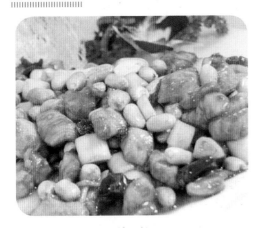

◆ 松子鸡丁

主　料：鸡肉 250 克，松子仁 20 克，核桃 20 克，鸡蛋 1 个。

调　料：植物油、葱、姜、盐、淀粉、调料各适量。

做　法：

1. 鸡肉洗净，切丁；用鸡蛋清、淀粉抓匀，用植物油滑炒，沥油；核桃仁、松子仁分别炒熟；葱末、姜末、盐、调味料兑成调味汁备用。

2. 锅置火上，放调料汁烧沸；倒入鸡丁、核桃仁、松子仁翻炒均匀即可。

功　效：双补气血，滋阴润肺。

◆ 松子粥

主　料：大米 50 克，松子仁 30 克。

调　料：蜂蜜适量。

做　法：

1. 将大米用清水洗净，备用。

2. 将大米置于锅内煮熟，备用。

3. 将松仁和水研末做膏，入粥内，煮沸。

4. 根据个人喜好放入适量的蜂蜜，即可食用。

功　效：滋阴降火。主治阳痿，适于阴虚火旺、伴梦遗、午后潮热、口干口苦、头晕目眩者。

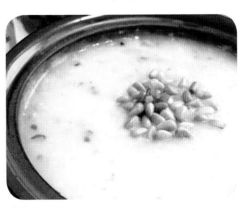

莲子

帮助肾脏代谢

别　　　名	莲肉、莲米、藕实、水芝丹、莲实、莲蓬子。
性味归经	味甘、涩，性平；归脾、肾、心经。
用法用量	内服：煎汤，6～15克；或入丸、散。

营养成分

淀粉、蛋白质、脂肪、碳水化合物、钙、磷、铁、荷叶碱、N-去甲基荷叶碱、氧化黄心树宁碱、N-去甲亚美罂粟碱等。

护肾原理

莲子中的钙、磷和钾含量非常丰富，还含有其他多种维生素、微量元素、荷叶碱、金丝草苷，除可以构成骨骼和牙齿的成分外，还可以促进肾脏的排泄功能。

功用疗效

补脾止泻，益肾涩精，养心安神。用于脾虚久泻、遗精带下、心悸失眠。

适应人群

脾肾亏虚，白带过多之妇女适用；体质虚弱、心慌、失眠多梦、遗精者适用；脾气虚、慢性腹泻者适用；癌症病人及放疗化疗后适用。

注意事项

莲子不能与牛奶同服，否则加重便秘。服食莲子期间，少吃辛辣或者刺激性食物。中满痞胀及大便燥结者忌服。

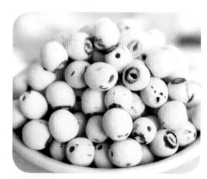

良方妙方

1.肾病综合征：莲子20克，白扁豆15克，干山药、芡实各25克，白糖少许。上药加水适量，煎煮熟后调入白糖。每日1剂。

2.阳痿：百合、莲子各15克，冰糖适量。莲子去心，与百合一起加水适量，煮至烂熟，入冰糖调味。随量服食。

经典论述

1.《本草纲目》："交心肾，厚肠胃，固精气，强筋骨，补虚损，利耳目，除寒湿，止脾泄久痢，赤白浊，女人带下崩中诸血病。"

2.《神农本草经》："主补中、养神、益气力。"

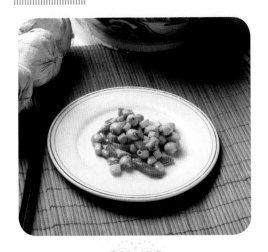

◆ 莲子桂圆粥

主　料：莲子 30 克，桂圆肉 30 克，红枣 8 颗，糯米 150 克。

做　法：

1. 莲子去芯，桂圆肉用清水洗净，红枣去核洗净。

2. 锅上火加适量的水烧开，加入糯米煮 5 ～ 8 分钟后，加入莲子、桂圆、红枣，烧开后，用小火煮 30 ～ 35 分钟即可。

功　效：补脾益肾，养心安神。

◆ 莲子炒鸭丁

主　料：莲子（水发）50 克，鸭胸肉 200 克。

辅　料：胡萝卜 50 克。

调　料：葱、姜、料酒、盐、味精、淀粉、食用油各适量。

做　法：

1. 鸭肉切丁码味上浆，滑油至熟备用，莲子煮至熟软备用，胡萝卜去皮切丁飞水备用。

2. 锅中留底油煸香葱姜，下入鸭丁、莲子、料酒、盐、味精炒匀勾芡即可。

功　效：滋阴益肾。

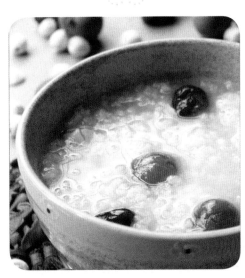

第二节 护肾补肾的水果蔬菜

猕猴桃

解热通淋益肝肾

别　　　名	毛桃、藤梨、奇异果。
性 味 归 经	味甘、酸，性寒；归胃、肝、肾经。
建议食用量	每天 1 ~ 2 个（100 ~ 200克）。

营养成分

维生素 C、钾元素、糖类、蛋白质、脂肪、磷、钙、镁、铁、胡萝卜素、硫胺素、猕猴桃碱等。

护肾原理

猕猴桃含有丰富的维生素、纤维素、胡萝卜素等，可强化免疫系统，并起到清热消炎、解毒杀菌的作用，肾病患者食用可提高免疫力和康复能力。

食用功效

猕猴桃中的赖氨酸、甲硫氨基酸是帮助肉碱合成所必需的氨基酸。而肉碱则是促进脂肪燃烧的有效成分，可以将体内多余的体脂肪转换成为热量。所以，多吃猕猴桃有助于减肥。

猕猴桃是一种营养成分极高的水果，它含有很多对人体健康有益的矿物质，多食用猕猴桃可促进钙的吸收，预防老年骨质疏松，抑制胆固醇的沉积，从而防治动脉硬化；还能阻止体内产生过多的过氧化物，防止老年斑的形成，延缓人体衰老。

食用宜忌

宜食：适宜高血压、心脏病、动脉硬化、消化道疾病、癌症患者和孕妇。

忌食：脾胃虚寒者不宜多食。

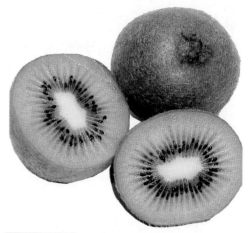

良方妙方

1. 食欲不振，消化不良：猕猴桃干果 60 克，水煎服。（《湖南药物志》）

2. 尿路结石：猕猴桃果实 15 克，水煎服。（《广西本草选编》）

经典论述

《本草拾遗》载："猕猴桃味咸温无毒，可供药用，主治骨节风、瘫痪不遂、长年白发、痔病，等等。"

养生食谱

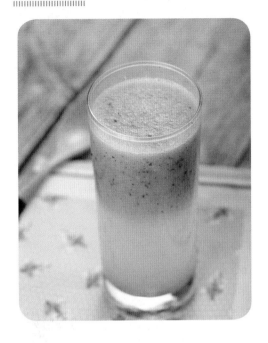

◆ 猕猴桃菠萝苹果汁

主　料：猕猴桃 1 个，菠萝半个，苹果 1 个。

做　法：

1.用勺将猕猴桃果肉挖出；

2.苹果洗净，去核，切块；

3.菠萝去皮，切块，用淡盐水浸泡 10 分钟；

4.将猕猴桃肉、苹果和菠萝倒入榨汁机中，加适量凉开水，搅打成汁即可。

功　效：安神助眠，润燥通便。

◆ 猕猴桃汁

主　料：猕猴桃 2 个。

调　料：白糖适量。

做　法：

将猕猴桃洗干净，去皮，与凉开水一起放入榨汁机中榨出果汁，倒入杯中。加入白糖即可饮用。

功　效：清热生津，止渴利尿，舒缓压力。

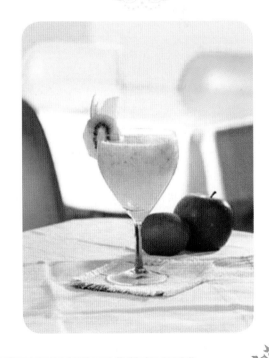

柠檬

❀抑制结石形成

够抑制钙盐结晶，从而阻止肾结石形成。所以食用柠檬能防治肾结石。

别　　　名　柠果、黎檬、洋柠檬。

性味归经　味酸，性凉；归肺、胃经。

建议食用量　每次100～200克。

营养成分

维生素 C、糖类、钙、磷、铁、维生素 B_1、维生素 B_2、烟酸、奎宁酸、柠檬酸、苹果酸、橙皮苷、柚皮苷、香豆精、高量钾元素和低量钠元素等。

护肾原理

柠檬含有丰富的柠檬酸，可以帮助人体消化、促进造血功能，其中所含有的维生素 P、维生素 C 和烟酸、柠檬酸等营养成分，能抑制钙盐结晶，阻止肾结石的形成。用鲜柠檬泡水喝可以使柠檬中的营养更全面地进入肾脏，有助于降低肾结石。

食用功效

柠檬含有丰富的有机酸，其味极酸。柠檬汁有很强的杀菌作用，对保持食品卫生很有好处。柠檬富有香气，能祛除肉类、水产的腥膻之气，并能使肉质更加细嫩。柠檬还能促进胃中蛋白分解酶的分泌，增加胃肠蠕动。

柠檬汁中含有大量柠檬酸盐，能

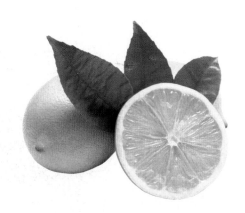

食用宜忌

宜食：暑热口干烦渴、消化不良、呃逆者；维生素 C 缺乏者；孕妇胎动不安者；肾结石者；高血压、心肌梗死患者。

忌食：柠檬味极酸，易伤筋损齿，不宜食过多。牙痛者忌食，糖尿病人亦忌。另外，胃及十二指肠溃疡或胃酸过多患者忌用。

良方妙方

脘腹气滞痞胀，嗳气少食：柠檬、香附、厚朴各10克，水煎服。（《四川中药志》）

经典论述

1.《食物考》："浆饮渴瘥，能辟暑。孕妇宜食，能安胎。"

2.《粤语》："以盐腌，岁久色黑，可治伤寒痰火。"

养生食谱

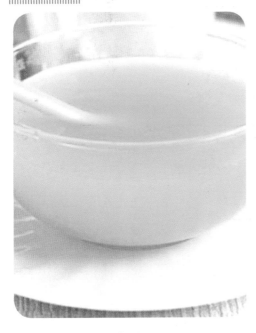

◆ 柠檬苦瓜茶

配　方：苦瓜 30 克，柠檬草、荷叶各 6 克，蜂蜜适量。

做　法：

1.将苦瓜切片，放入热水中煮沸。

2.加入荷叶、柠檬草冲泡 10 分钟后，加入蜂蜜，即可饮用。

3.每日 1 剂，分 2 次温服。

功　效：清热解毒，防中暑。

◆ 芹菜柠檬汁

主　料：芹菜（连叶）30 克，柠檬半个，苹果 1 个。

调　料：精盐、冰片各少许。

做　法：

1.芹菜选用新鲜的嫩叶，洗净后切段。

2.去皮的柠檬、苹果、切段的芹菜全部放进榨汁器中榨汁。

3.加入少许精盐与冰片，调匀好可饮用。

功　效：降压减脂。

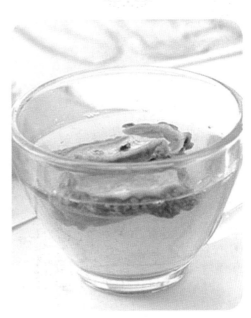

荔枝

补血补虚强肾功

别　　　名　丹荔、丽枝、香果。

性味归经　味甘、酸，性温；归心、脾、肝经。

建议食用量　每天200克以内。

营养成分

膳食纤维、蛋白质、脂肪、碳水化合物、核黄素、维生素C、维生素A、胡萝卜素、硫胺素、烟酸、镁、硒、钠、钾等。

护肾原理

荔枝果肉中含丰富的天然葡萄糖和铁元素，对血液循环有特殊的促进作用，起到补血补虚作用；对血气不足的肾病患者有食疗作用。

食用功效

荔枝所含丰富的糖分具有补充热量、增加营养的作用；荔枝肉含丰富的维生素C和蛋白质，有助于增强人体免疫功能，提高抗病能力，可促进微细血管的血液循环，防止雀斑的发生，令皮肤更加光洁；荔枝有消肿解毒、止血止痛的作用。

食用宜忌

宜食：适宜体质虚弱、病后津液不足、贫血者食用；适宜脾虚腹泻或老年人五更泻、胃寒疼痛者食用；也适宜口臭者食用。

忌食：荔枝性热，多食发热，出血病患者、妇女妊娠以及小儿均应忌食。凡属阴虚火旺体质者忌食；糖尿病患者忌食。老年人多食荔枝会加重便秘。长青春痘、生疮、伤风感冒或有急性炎症时，也不适宜吃荔枝。

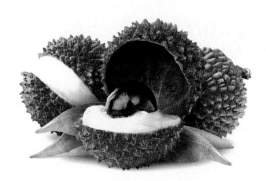

良方妙方

1. 失眠：荔枝干8个，每日早晚服用，可促睡眠。

2. 瘰病溃烂：荔肉敷患处。(《泉州本草》)

经典论述

1. 《本草纲目》载："荔枝有补脾益肝、生津止呃、消肿痛、镇咳养心等功效。"

2. 《生草药性备要》："浸水数日，贴烂脚。"

养生食谱

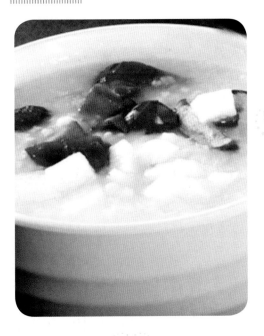

◆ 荔枝红枣羹

主　料：新鲜荔枝100克，红枣3个。

调　料：白糖少许。

做　法：

1.将荔枝去壳、核后切成小块。

2.将红枣洗净，放入锅内，加清水烧开后，放入荔枝、白糖。

3.待糖溶化、煮沸后，装碗即可。

功　效：生津止渴，补脾养血，理气止痛。

◆ 荔枝鱼片

主　料：黑鱼肉250克。

辅　料：荔枝150克，彩椒20克，蛋清1个。

调　料：葱姜米、味精各3克，盐4克，香油、胡椒粉各2克，料酒、水淀粉各5克、食用油适量。

做　法：

1.黑鱼去皮切片用冷水冲去肉中的血水，用干毛巾沾去水分，加盐、味精、料酒、蛋清、淀粉上浆过油滑熟备用。

2.荔枝去壳核一切两半，彩椒切菱形块洗净滑油备用。

3.锅中留底油炒葱姜，放入原料翻炒，勾芡翻炒淋香油即可。

功　效：补脾开胃，益智补脑。

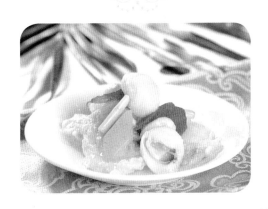

木瓜

补肾祛湿的"百益果王"

别　　　名　乳瓜、木梨、文冠果。

性味归经　味甘，性平、微寒；归肝、脾经。

建议食用量　每次 1/4 个左右。

营养成分

氨基酸、木瓜蛋白酶、番木瓜碱、维生素 C、苹果酸、枸橼酸、皂苷等。

护肾原理

木瓜素有"百益果王"之称，对人身体的保健有良好的作用。除有补脾健胃的作用外，还有一定的补肾、壮腰、祛风湿的作用，对肾虚腰痛者有益。

食用功效

木瓜中含有丰富的胡萝卜素，在体内可转化为维生素 A，有维持正常视力、保持皮肤和黏膜健康的功效；木瓜中的木瓜蛋白酶，能消化蛋白质，有利于人体对食物进行消化和吸收，故有健脾消食之功效；木瓜中的凝乳酶有通乳作用；木瓜果肉中含有的番木瓜碱具有抗菌、抗肿瘤的功效，还可缓解痉挛疼痛，对腓肠肌痉挛有明显的治疗作用。

食用宜忌

儿童吃木瓜可促进眼球的发育，成人多吃木瓜可维持正常视力。食用过多肉食后，可以适当吃点木瓜，帮助肉食分解、减少胃肠负担。过敏体质的人忌食。

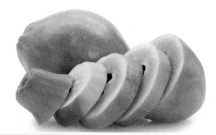

良方妙方

1. 风湿痹痛、关节不利：木瓜 25 克，苍术 15 克，当归、薏苡仁各 50 克。上药水煎 2 次，每煎取汁 250 毫升，两煎所得药汁混合。代茶饮用，1 日 1 剂。

2. 坐骨神经痛：木瓜 1 个，生姜 2 克，蜂蜜适量。木瓜去皮切片，放入锅中，加清水适量，调入蜂蜜、生姜，煮熟即成。喝汤食木瓜，适量。

经典论述

1.《得配本草》："血为热迫，筋转而痛，气为湿滞，筋缓而软，木瓜凉血收脱，故可并治。"

2.《本草新编》："木瓜，但可臣、佐、使，而不可以为君，乃入肝益筋之品，养血卫脚之味，最宜与参、术同施，归、熟（地）并用。"

养生食谱

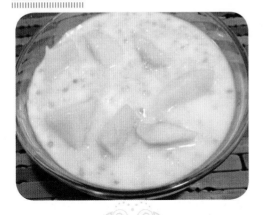

◆ 芒果木瓜燕麦粥

主　料：牛奶 250 毫升，燕麦片 100 克，芒果、木瓜各 1 个。

配　料：蜜枣、核桃仁若干。

做　法：

1. 木瓜去瓤，切块；芒果剥皮，去核，切块；蜜枣和核桃仁切碎。

2. 在牛奶中加入燕麦片，倒入锅中，中火煮开，小火继续煮 5 分钟左右。

3. 锅中加入芒果块、木瓜块，煮 2 分钟关火。盛出放进冰箱冷藏。待其冰爽清凉后，在上面撒上切好的蜜枣和核桃仁即可食用。

功　效：健胃润肠，滋补养颜。

◆ 木瓜泥

主　料：木瓜 1 个，牛奶适量。

做　法：

1. 木瓜洗净，去皮、去籽，上锅蒸 7 ~ 8 分钟，至筷子可轻松插入时，即可离火。

2. 用勺背将蒸好的木瓜压成泥，拌入牛奶即可。

功　效：舒筋活络，和胃化湿。

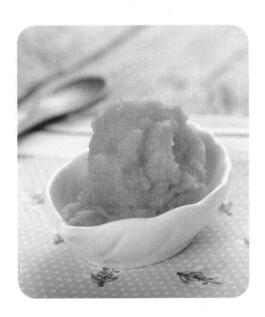

葡萄

补肾强筋的"水晶明珠"

别　　　名	草龙珠、山葫芦、蒲桃、菩提子。
性味归经	味甘、酸，性平；归肺、脾、肾经。
建议食用量	每天100克。

营养成分

葡萄糖、果酸、钙、钾、磷、铁、维生素 B_1、维生素 B_2、维生素 B_6、维生素 C、维生素 P、氨基酸等。

护肾原理

葡萄含糖量高，尤其是葡萄糖，容易被人体直接吸收，可以降低血液中的白蛋白和氯化钠的含量。脾虚、肾虚、身体虚弱、营养不良的人，多吃葡萄或者葡萄干，有助于恢复健康。

食用功效

葡萄中的糖主要是葡萄糖，能很快被人体吸收。当人体出现低血糖症状时，及时饮用葡萄汁，可缓解症状；葡萄中的类黄酮是一种强抗氧化剂，可抗衰老，并可清除体内自由基。

食用宜忌

宜食：肾炎、高血压、水肿患者，儿童、孕妇、贫血患者，神经衰弱、过度疲劳、体倦乏力、未老先衰者，肺虚咳嗽、盗汗者，风湿性关节炎、四肢筋骨疼痛者，癌症患者尤其适合食用。

忌食：糖尿病患者、便秘者、脾胃虚寒者应少食。忌与海鲜、萝卜、四环素同食。服用人参者忌食。吃后不能立刻喝水，否则易引发腹泻。

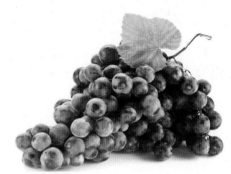

良方妙方

1. 热淋，小便涩少，磣痛沥血：葡萄（绞取汁）、藕汁、生地黄汁各250毫升，蜜150克。上相和，煎为稀饧，每于食前服100毫升。(《圣惠方》)

2. 除烦止渴：生葡萄捣滤取汁，以瓦器熬稠，入熟蜜少许，同收，点汤饮。(《居家必用事类全集》)

经典论述

1.《随息居饮食谱》："补气，滋肾液，益肝阴，强筋骨，止渴，安胎。"

2.《本草纲目》："可以造酒，人饮之，则陶然而醉，故有是名。其圆者名草龙珠，长者名马乳葡萄，白者名水晶葡萄，黑者名紫葡萄。"

养生食谱

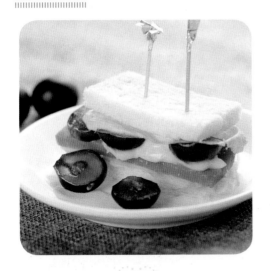

◆ 葡萄三明治

主 料：全麦面包1个，鲜葡萄、葡萄果酱、乳酪粉、生菜、火腿各适量。

做 法：

1. 将全麦面包放入微波炉或者烤箱中略烤一下，取出切成片。

2. 先在一片烤面包的表面抹上一层葡萄果酱，然后把鲜葡萄、火腿、生菜放在上面，再撒上适量乳酪粉，用另一面包片夹着即可食用。

功 效：滋补强壮，补血。

◆ 葡萄汁

主 料：葡萄150克，苹果1/2个。

做 法：

1. 葡萄洗净去皮去籽，苹果洗净去皮去核切小块。

2. 将两种水果分别放入榨汁机中榨汁，然后混合煮沸。

3. 按1：1的比例兑入白开水，即可饮用。

功 效：补气养血。

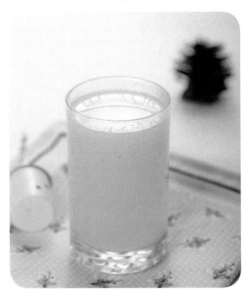

西瓜

清热利尿的"瓜中之王"

别　　　名　寒瓜、夏瓜、水瓜。

性味归经　味甘，性寒；归心、胃、膀胱经。

建议食用量　每天200克左右。

营养成分

蛋白质、葡萄糖、蔗糖、果糖、苹果酸、蔗糖、萝卜素、胡萝卜素、番茄烃、六氢番茄烃、维生素A、维生素B、维生素C等。

护肾原理

西瓜被称为"瓜中之王"，清爽解渴，是盛夏佳果。西瓜所含的糖和盐能利尿并消除肾脏炎症，所含的蛋白酶可把不溶性蛋白质转化为可溶的蛋白质，可配合治疗急、慢性肾炎。

食疗功效

西瓜可清热解暑，除烦止渴；西瓜中含有大量的水分，在发烧、口渴汗多、烦躁时，吃上一块又甜又沙、水分十足的西瓜，症状会显著改善；西瓜还含有能使血压降低的钾元素；吃西瓜后尿量会明显增加，这可以减少胆色素的含量，并可使大便通畅，对治疗黄疸有一定作用；新鲜的西瓜汁和鲜嫩的瓜皮可增加皮肤弹性，减少皱纹，增添皮肤光泽。

食用宜忌

宜食：高血压、肾炎、肝炎、胆囊炎、黄疸、中暑、肾炎、尿路感染、口疮、醉酒等患者宜食。

忌食：若素体脾胃虚寒、大便溏泄者，少食为佳。糖尿病、肾功能不全者及感冒患者忌食。

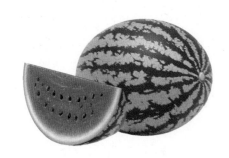

良方妙方

1. 肾脏炎，水肿：西瓜皮（须用连髓之厚皮，晒干者入药为佳）干者40克，白茅根鲜者60克。水煎，1日3服。（《现代实用中药》）

2. 急性肾炎：西瓜皮、鲜茅根各30克。用水煎服。

3. 肾炎、水肿：西瓜掏空，纳入蒜，用泥封好后，烘烤至熟。

经典论述

1.《现代实用中药》："为利尿剂。治肾脏炎浮肿，糖尿病，黄疸，并能解酒毒。"

2.《食物本草》："疗喉痹。"

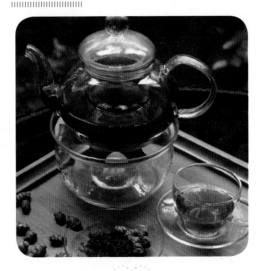

◆ 西瓜汁

主　　料：西瓜200克，柠檬1/2个。

调　　料：蜂蜜、冰块各适量。

做　　法：

西瓜、柠檬切皮去籽后切成小块，与蜂蜜、冰块一起打成西瓜汁即可。

功　　效：清热解毒，消暑生津。

◆ 西瓜荷斛茶

主　　料：西瓜肉100克。

辅　　料：荷叶、石斛各5克，绿茶3克。

调　　料：蜂蜜适量。

做　　法：

1.将荷叶、石斛洗净，连同西瓜肉放入锅中，用水煎煮，去渣取汁。

2.用煮好的汁液冲泡绿茶，加入蜂蜜，即可饮用。

3.每日1剂。不拘时，代茶饮。

功　　效：清热解暑，除烦止渴，利小便。

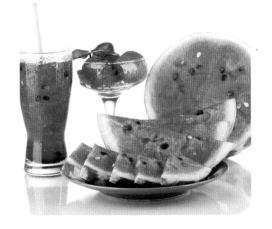

芦笋

❀ 营养丰富的"蔬菜之王"

别　　　名　露笋、石刁柏、芦尖、
　　　　　　龙须菜。

性味归经　味甘、苦，性凉；归肺、
　　　　　　胃经。

建议食用量　100 克。

营养成分

蛋白质、脂肪、碳水化合物、粗纤维、钙、磷、钠、镁、钾、铁、铜、维生素 A、维生素 C、维生素 B_1、维生素 B_2、烟酸、泛酸、维生素 B_6、叶酸、生物素等。

护肾原理

芦笋作为一种高营养蔬菜，有补肾作用，可调整人体生理功能。其中所含的氨基酸、蛋白质和维生素，均高于一般蔬菜。特别是天冬酰胺和微量元素硒、钼、锰等，具有调节机体代谢、提高免疫力的功效。

食用功效

芦笋味道鲜美，吃起来清爽可口，能增进食欲，帮助消化，是一种很好的绿色食品，经常食用芦笋，对高血压、疲劳症、水肿、肥胖等病症有一定的疗效。芦笋中还含有较多的天冬酰胺、天门冬氨酸及其他多种皂苷物质。门冬酰胺酶可以防治白血病；芦笋中含有丰富的硒，硒能加速人体内的氧化物分解，对抑制肿瘤有作用；所含蛋白质能够修复受损的肝细胞，增强人体免疫力。

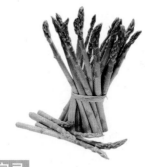

食用宜忌

宜食：高血压病、高脂血症、癌症、动脉硬化患者宜食用；体质虚弱、气血不足、营养不良、贫血、肥胖和习惯性便秘者及肝功能不全、肾炎水肿、尿路结石者可常食用。

忌食：痛风患者不宜多食。

良方妙方

1. 膀胱炎：取芦笋根 5 克，每天 2 次，水煎服。

2. 各种癌症：用罐制加工食品，每日早晨空腹、晚上临睡前各取芦笋 25 克，生拌或熟吃。

经典论述

1.《饮片新参》："渗湿热，利尿通淋。"

2.《药材资料汇编》："治口腔炎症及齿痛。"

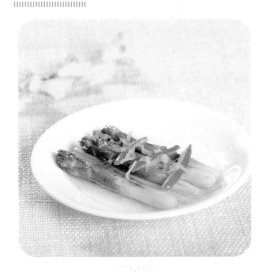

◆ 芹菜芦笋汁

主　料：芹菜1棵，芦笋5根。

辅　料：柠檬汁、蜂蜜各适量。

做　法：

芹菜、芦笋分别洗净，切段，放入榨汁机中，加入适量凉开水打汁，调入适量柠檬汁和蜂蜜即可。

功　效：利尿消肿。

◆ 米汤干贝扒芦笋

主　料：芦笋300克。

辅　料：干贝35克，红椒丝10克。

调　料：盐3克，小米汤70克，水淀粉15克。

做　法：

1. 芦笋去皮改刀洗净焯水，用鸡汤煨制入味后摆放器皿中。

2. 蒸好的干贝撕成丝备用。

3. 米汤在锅中烧开放入干贝丝加盐，烧开勾芡淋在芦笋上即可。

功　效：宁心安神。

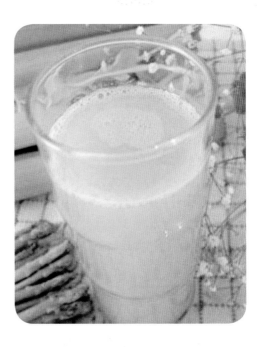

韭菜

·拯救肾虚的"起阳草"

别　　　名　草钟乳、壮阳草。

性味归经　味甘、辛、咸，性温；
　　　　　　归肝、胃、肾经。

建议食用量　每次 50 ~ 100 克。

营养成分

膳食纤维素、挥发性精油、含硫化合物、胡萝卜素、维生素C、蛋白质、脂肪、糖类、磷、钙、铁、维生素 B_1、维生素 B_3、维生素 PP 等。

护肾原理

韭菜有一个响亮的名字——起阳草，具有补肾温阳的作用。食用韭菜能够增进食欲，促进脾胃对营养物质的消化吸收，增强机体免疫能力，提高人体的抗寒能力。

食用功效

韭菜具有健胃、提神、行气活血、散瘀止疼、温补肝肾、助阳固精、增进肠蠕动和降低血压、降低血脂、降低胆固醇、止遗、止嗝、止血功能，对预防治疗胸脘隐痛、痔疮、便秘、脱肛、高血压、高血脂、心脏病、男子阳痿遗精、女性子宫脱垂、小儿尿床，有比较好的食疗作用。

食用宜忌

宜食：适宜便秘、产后乳汁不足、寒性体质等人群。

忌食：阴虚内热及疮疡、目疾患者均忌食。另外，韭菜忌过夜食用，且忌生食。

韭菜忌蜂蜜，韭菜含有丰富的维生素C，容易被蜂蜜中的矿物质铜、铁等离子氧化。

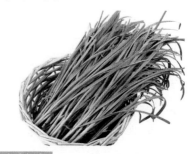

良方妙方

1. 小儿遗尿：韭菜籽9克，研末和面做饼。分2次食用。每天1次，连服6 ~ 7天。

2. 遗精：韭菜、鲜虾仁各150 ~ 200克，生地黄20克，共放锅内炒熟后佐膳、喝酒。每天1次。10 ~ 15天为1疗程。

经典论述

1.《本经逢原》："韭，昔人言治噎膈，唯死血在胃者宜之。若胃虚而噎，勿用，恐致呕吐也。"

2.《日华子本草》："止泄精尿血，暖腰膝，除心腹痛冷、胸中痹冷、痰癖气及腹痛等。"

养生食谱

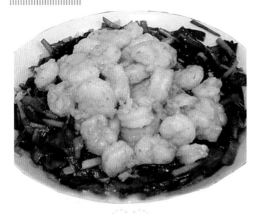

◆ 韭菜炒虾仁

主　料：韭菜 300 克，虾肉 150 克。

调　料：葱丝、姜丝、蒜瓣、精盐、味精、料酒、高汤、香油、食用油各适量。

做　法：

1. 虾肉洗净，去虾线，沥干水分；韭菜择洗干净，切成 2 厘米长的段。

2. 油锅烧热，下葱丝、姜丝、蒜瓣炝锅，炸出香味后，放入虾肉煸炒 2 ～ 3 分钟，加入料酒、精盐、高汤稍炒，再放入韭菜，急火炒 4 ～ 5 分钟，淋入香油，加少许味精炒匀即成。

功　效：补气血，暖肾，降血压。

◆ 韭菜炒鸡蛋

主　料：韭菜 150 克，鸡蛋 3 个，黑木耳(水发)20 克。

调　料：花生油 15 克，盐 5 克。

做　法：

1. 将韭菜洗净切成段，鸡蛋打散，黑木耳洗净切成丝。

2. 锅内烧油，下入打散的鸡蛋，用小火炒至蛋五成熟。

3. 然后加入韭菜段、黑木耳丝，调入盐，再用小火炒熟即可。

功　效：行气止痛，补胃虚。

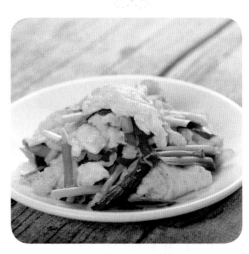

豇豆

健脾补肾消肿胀

别　　　名　角豆、带豆、裙带豆。

性味归经　味甘咸，性平；归脾、胃经。

建议食用量　每次 100～200 克。

营养成分

含蛋白质、脂肪、淀粉、磷、钙、铁，维生素 A、维生素 B_1、维生素 B_2，烟酸等成分。

护肾原理

豆角营养价值很高，含有大量蛋白质以及膳食纤维，有健脾补肾的功效，对肾病患者出现的虚性水肿、腹胀具有食疗功效。

食用功效

豇豆含有易于消化吸收的优质蛋白质、适量的碳水化合物及多种维生素、微量元素等，是人体补充营养的良好食物；豇豆中所含的维生素 C 能促进抗体的合成，提高人体抗病毒的能力，可促进胆固醇的排泄，有效地防治动脉硬化；豇豆的磷脂有促进胰岛素分泌、参加糖代谢的作用，是糖尿病人的理想食品；豇豆含有较多的烟酸，烟酸是天然的血糖调节剂，对糖尿病患者很有益。

食用宜忌

宜食：一般人群均可食用。尤其适合糖尿病、肾虚、尿频、遗精及一些妇科功能性疾病患者多食。

忌食：气滞便结者应慎食；豇豆要烹饪热透食用，否则易导致腹泻、中毒。

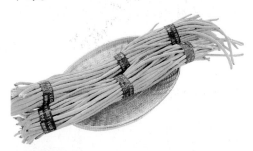

良方妙方

1. 食积腹胀：生豇豆适量，细嚼咽下或冷开水送服。

2. 糖尿病、口渴、尿多：干豇豆 100 克，水煎服汤。

3. 脾虚湿盛带下量多色白，或湿热小便不利：豇豆（嫩荚果）200 克，蕹菜 250 克，加水煎汤食之。亦可调以食油、盐等食之。本方有较明显的健脾利湿、通利小便的作用。

经典论述

1.《滇南本草》："治脾土虚弱，开胃健脾。"

2.《本草纲目》："理中益气，补肾健胃，和五脏，调营卫，生精髓。止消渴，吐逆，泻痢，小便数，解鼠莽毒。"

养生食谱

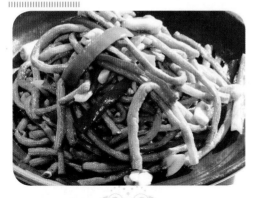

◆ 青椒豇豆

主　料：豇豆400克，青椒4个。

调　料：精盐、鸡精、水淀粉、油各适量。

做　法：

1.把豇豆洗净，切成3厘米左右的段。

2.青椒去蒂，去子后切成粗丝。

3.炒锅置旺火上，将油烧至七成热，放入青椒丝炒出香味，加少许精盐炒匀，再倒入豇豆同炒。

4.加入小半杯水，加鸡精焖一会儿，用水淀粉勾芡起锅即成。

功　效：健脾利湿，补肾填精，增强免疫力，抗氧化，抗癌防癌。

◆ 蒜泥豇豆

主　料：豇豆400克。

辅　料：鲜红椒。

调　料：蒜、香油、盐、味精各适量。

做　法：

1.将豇豆洗净，去"头"掐"尾"后切成段；蒜剁末；

2.鲜红椒切成圈。锅中加水烧沸，放一匙盐后再下豇豆煮熟；捞出沥干水分晾凉，上桌前加入蒜末、红椒圈、盐、香油、味精，拌匀后即可食用。

功　效：健脾，利湿，补肾填精。

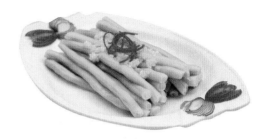

番茄

健脾补肾抗炎利尿 可护肾消肿胀

别　　　名	西红柿、洋柿子。
性 味 归 经	味甘、酸，性微寒；归心、肺、胃经。
建议食用量	每天吃 2～3 个。

营养成分

蛋白质、脂肪、葡萄糖、蔗糖、维生素 B_1、维生素 B_2、维生素 C、纤维素和磷、钙、铁、锌等。

护肾原理

西红柿中含有大部分易被人体直接吸收的葡萄糖、果糖、有机酸，能降低血压和毛细血管通透性，有一定抗炎、利尿作用,常食对肾病患者有益。

食用功效

番茄含有丰富的维生素、矿物质、碳水化合物、有机酸及少量的蛋白质，有利尿、抑制多种细菌的作用；番茄中含有的维生素可以保护血管，治疗高血压，还有延缓细胞衰老、增加人体免疫力的作用；番茄中的胡萝卜素可维持皮肤弹性，促进骨骼钙化，可预防儿童佝偻病、夜盲症和眼睛干燥症；西红柿中富含番茄碱、谷胱甘肽、红浆果素、葫芦巴碱等成分，能有效降低血糖。西红柿所含的脂肪、糖分都很低，适合糖尿病患者及肥胖者食用。

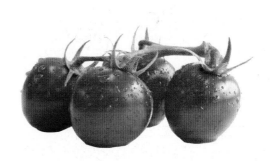

食用宜忌

不要吃不成熟的番茄，因为青色的番茄含有大量有毒的番茄碱，尤其是孕妇食用后，会出现恶心、呕吐、全身乏力等中毒症状，对胎儿发育有害。

良方妙方

1.高血压：每日清晨空腹吃西红柿 1～2 个。

2.腋臭：取西红柿汁，加入适量温水，用干净毛巾蘸汁洗两腋下，最好浸 15 分钟。隔 3 天洗 1 次。

3.增肥:西红柿榨汁，加白糖适量，常服。每日 1 次，睡前饮。

经典论述

《陆川本草》："生津止渴，健胃消食。治口渴、食欲不振。"

养生食谱

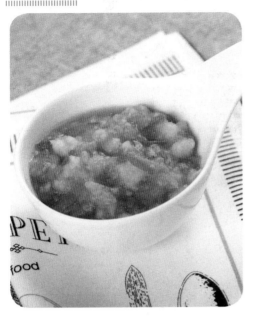

◆ 西红柿汁

主　料：西红柿 500 克。

做　法：

1.把西红柿洗干净，用热水烫后去皮。

2.用纱布包好挤压出汁倒入杯中，加入少许的温开水调匀，即可食用。

功　效：生津止渴，健胃消食。

◆ 西红柿土豆羹

主　料：西红柿、土豆各 1 个，肉末 20 克。

做　法：

1.西红柿洗净，去皮，切碎；土豆洗净，煮熟，去皮，压成泥。

2.将西红柿碎、土豆泥与肉末一起搅匀，上锅蒸熟即可。

功　效：健胃开脾，防治便秘。

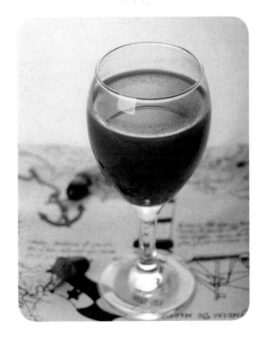

西葫芦

❖ 清热消肿护肾脏

别　　名　搅瓜、白南瓜。

性味归经　味甘，性温；归胃、脾经。

建议食用量　每日用量 60 克。

营养成分

蛋白质、脂肪、纤维、糖类、胡萝卜素、维生素 C、钙等。

护肾原理

西葫芦含有一种干扰素的诱生剂，可刺激机体产生抗生素，提高免疫力，发挥抗病毒的作用，对肾脏具有保护作用。

食疗功效

西葫芦具有除烦止渴、润肺止咳、清热利尿、消肿散结的功效，对烦渴、水肿腹胀、疮毒具有辅助治疗的作用；能增强免疫力；能促进人体内胰岛素的分泌，有助于防治糖尿病，预防肝肾病变，也有助于增强肝肾细胞的再生能力。

食用宜忌

宜食：糖尿病、肝病、肾病患者宜食；肺病患者宜吃白糖西葫芦。

忌食：西葫芦不宜生吃。脾胃虚寒者应少吃。

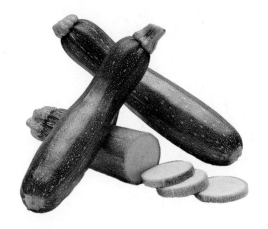

注意事项

高温炒蔬菜会释放致癌物："西葫芦、大蒜、洋葱等蔬菜一经高温煎炒会产生可能令人致癌的丙烯酰胺。"

养生食谱

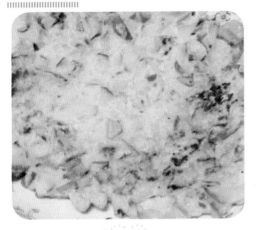

◆ 西葫芦蛋饼

主　料：西葫芦1个。

辅　料：鸡蛋2个、面粉适量。

调　料：盐、鸡精、色拉油各适量。

做　法：

1.西葫芦刨去外皮，挖去瓜瓤，切成丝，用盐腌制片刻。

2.鸡蛋打散，加少许盐、鸡精，筛入面粉成糊状。

3.西葫芦出水后稍稍挤干，倒入面糊里搅拌均匀。

4.油锅倒入适量面糊，双面煎至金黄色出锅。

功　效：除烦润肺，消肿散结。

◆ 西葫芦烩番茄

主　料：西葫芦1个、番茄2个。

调　料：植物油、蒜、盐、白糖各适量。

做　法：

1.蒜切末，西葫芦去瓤切片，番茄切块。

2.锅中加水，水开倒入西葫芦加盐焯一下水，然后装盘备用。

3.热锅倒入油，加入蒜末煸炒爆香，然后加入番茄翻炒。

4.倒入西葫芦，加入一点盐、少许白糖翻炒几下即可。

功　效：除烦止渴，提高免疫力。

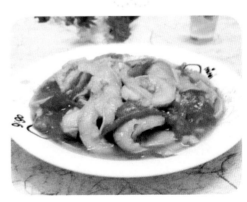

菜花

补益养肾的"防癌新秀"

别　　　名	花椰菜、花甘蓝、洋花菜、球花甘蓝、西兰花。
性味归经	味甘，性平；归肾、脾、胃经。
建议食用量	每餐100～200克。

营养成分

蛋白质、脂肪、碳水化合物、食物纤维、多种维生素和钙、磷、铁等矿物质。

护肾原理

菜花含有丰富的维生素C，可提高机体免疫力。在同类的蔬菜中，营养价值高，补益养肾效果好。菜花含有硫萝卜素，可以刺激身体产生抗癌胃蛋白酶，被誉为"防癌新秀"。

食用功效

清理血管：菜花是含有类黄酮最多的食物之一，类黄酮除了可以防止感染，还是最好的血管清理剂，能够阻止胆固醇氧化，防止血小板凝结成块，减少心脏病与中风的危险。

丰富的维生素K：有些人的皮肤一旦受到小小的碰撞就会青一块紫一块的，这是体内缺乏维生素K的缘故，补充的最佳途径就是多吃菜花。

丰富的维生素C：菜花中的维生素C含量较高，能够增强肝脏解毒能力，并能提高机体的免疫力，防止感冒和维生素C缺乏症的发生。

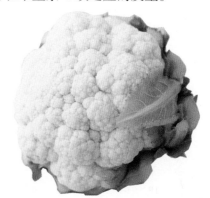

饮食宝典

吃菜花的时候要多嚼几次，这样才更有利于营养的吸收。菜花焯水后，应放入凉开水内过凉，捞出沥净水后再用。烹调时烧煮和加盐时间不宜过长，以免破坏营养成分。

黄金搭配

菜花＋蘑菇

菜花含有丰富的营养，可润肺化痰；蘑菇有滋补作用，二者搭配可滋补元气、润肺化痰，提高身体免疫力，改善食欲不振、身体易疲倦等症。

菜花＋鸡肉

鸡肉有填精补髓、活血调经的功效，和菜花同食，对预防乳腺癌等有一定的功效。

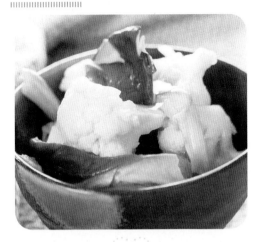

◆ 蘑菇烧菜花

主 料：菜花 300 克，蘑菇 200 克。

调 料：食用油、葱丝、姜丝、盐、味精、水淀粉、香油各适量。

做 法：

1.菜花掰成小朵，洗净；蘑菇洗净，切片备用。

2.炒锅倒油烧热,爆香葱丝、姜丝，加入菜花，添少量汤烧开，放入蘑菇片，加盐、味精调味，翻炒至熟，用水淀粉勾芡，淋上香油即可。

功 效：生津护膜，补益脾胃，解毒防癌。

◆ 菜花汁

主 料：菜花半棵。

做 法：

1.菜花洗净，切成小块，放入开水中焯一下。

2.将焯熟的菜花放入榨汁机中，加适量凉开水，搅打即可。

功 效：提高免疫力。

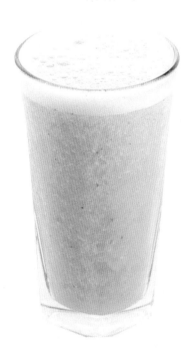

莴笋

清热利便防水肿

别　　名　莴苣、春菜、生笋、茎用莴苣、青笋、莴菜、香马笋。

性味归经　味甘、苦，性凉；归肠、胃经。

建议食用量　每次 100～200 克。

营养成分

钙、胡萝卜素、维生素 C 和微元素铁、蛋白质、脂肪、糖类、磷、钾和维生素 B_1、维生素 B_2、维生素 PP、苹果酸等。

护肾原理

莴笋具有清热利水的功效，对肾功能下降引起的小便不利、尿血、水肿等症状具有食疗作用。

食用功效

莴笋味道清新且略带苦味，可刺激消化酶分泌，增进食欲。其皮和肉之间的乳状浆液，可促进胃酸、胆汁等消化液的分泌，从而增强各消化器官的功能，对消化功能减弱、消化道中酸性降低和便秘的病人尤其有利。莴笋钾含量大大高于钠含量，有利于人体内的水电解质平衡，促进排尿和乳汁的分泌，对高血压、水肿、心脏病患者有一定的食疗作用。莴笋中含有少量的碘元素，它对人体的基础代谢、心智和情绪都有重大影响。莴笋含有大量植物纤维素，能促进肠壁蠕动，通利消化道，帮助大便排泄，有助于改善便秘。

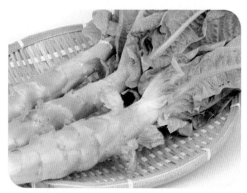

食用宜忌

宜食：小便不通、尿血及水肿、糖尿病和肥胖、神经衰弱症、高血压、心律不齐、失眠患者；妇女产后缺奶或乳汁不通也宜食用；酒后食用可缓解不适；儿童生长发育期食用更佳。

忌食：多食使人目糊，故视力弱者不宜多食，有眼疾特别是夜盲症的人也应少食。

经典论述

1.《日用本草》："味苦，寒平。利五脏，补筋骨，开膈热，通经脉，祛口气，白牙齿，明眼目。"

2.《本草纲目》："通乳汁，利小便，杀虫蛇毒。"

养生食谱
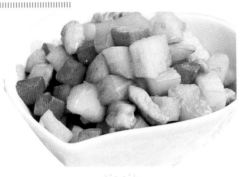

◆ 莴笋胡萝卜

主　料：胡萝卜2根，莴笋1根。

调　料：食用油、葱、姜、精盐、酱油、料酒、水淀粉、香油各适量。

做　法：

1.将去皮莴笋、胡萝卜分别洗净，切成均匀小块，放入开水锅中烫一下，捞出；将葱切段、姜切片备用。

2.炒锅上火，倒入油，加热后放入葱、姜，翻炒片刻，将葱、姜拣出。加入清汤，随后把莴笋、胡萝卜倒入锅中，加精盐、酱油、料酒，用大火烧沸后，改用小火煨3～5分钟，加入水淀粉勾芡，最后淋入香油，出锅即可。

功　效：利膈宽肠，益肝明目。

◆ 油泼莴笋

主　料：嫩莴笋500克。

辅　料：葱10克，姜5克，红椒3克，香油3克。

调　料：橄榄油5克，盐5克，生抽10克，花椒3克，食用油适量。

做　法：

1.嫩莴笋去皮切成菱形片焯水放入盘中。

2.红辣椒顶刀切碎。

3.锅内放少许食用油，煸香花椒和红椒碎，放入葱姜、生抽调成汁淋在青笋上即可。

功　效：消积下气，宽肠通便。

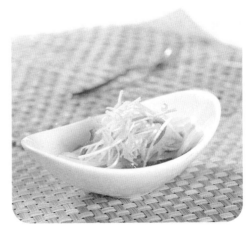

豌豆

抗菌消炎利于肾

别　　　名　雪豆、寒豆、麦豆、毕豆、留豆。

性味归经　味甘，性平；归脾、胃经。

建议食用量　每次 100 ~ 200 克。

营养成分

蛋白质、脂肪克、碳水化合物、叶酸、膳食纤维、维生素 A、胡萝卜素、硫胺素、核黄素、烟酸、维生素 C、维生素 E 克、钙克、磷、钾、镁、铁、锌、硒、铜等。

护肾原理

豌豆含有机酸、赤霉素和植物凝素等，具有抗菌消炎、增强新陈代谢的功效，常食能增强肾功能。

食用功效

在豌豆荚和豆苗的嫩叶中富含胡萝卜素、维生素 C 和能分解体内亚硝胺的酶，具有提高免疫力的作用；豌豆中富含人体所需的各种营养物质，尤其是含有优质蛋白质，可以提高人体的抗病能力和康复能力。

食用宜忌

豌豆吃多了会腹胀，故不宜长期大量食用。炒熟的干豌豆不易消化，过量食用会引起消化不良、腹胀等症状。

许多优质粉丝是用干豌豆等豆类淀粉制成的，由于在加工时往往会加入明矾，经常大量食用会使体内的铝增加，影响健康。

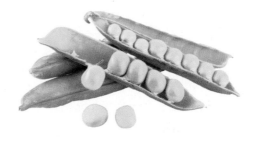

良方妙方

1. 湿浊阻滞，脾胃不和，吐泻转筋：豌豆 120 克，陈皮 10 克，芫荽 60 克。加水煎汤，分 2 ~ 3 次温服。

2. 消渴（糖尿病）：青豌豆适量，煮熟淡食。（《食物中药与便方》）

经典论述

1.《绍兴校定证类本草》："主调营卫，益中平气。"

2.《本草从新》："理脾胃。"

3.《医林纂要》："利小便。"

4.《随息居饮食谱》："煮食，和中生津，止渴下气，通乳消胀。"

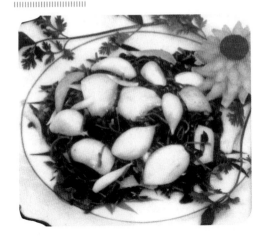

◆ 百合炒豌豆苗

主　料：豌豆苗 400 克，鲜百合 100 克。

调　料：植物油 50 克，盐 4 克，白糖少许，香油 5 克。

做　法：

1. 将百合放入滚水中余烫约 1 分钟，捞出；

2. 豌豆苗洗净备用。锅中倒入植物油烧热，加入蒜泥略炒，放入豌豆苗、调味料，快炒至豌豆苗熟，盛入盘中。

3. 用炒锅将烫好的百合略炒一下，淋香油，放在豌豆苗上即可。

功　效：滋润心肺，止咳，补养五脏。

◆ 玉米豌豆羹

主　料：豌豆 25 克，玉米（鲜）400 克，菠萝 25 克，枸杞子 15 克。

调　料：冰糖 250 克，淀粉 (玉米)10 克。

做　法：

1. 将玉米粒洗净，上锅蒸 1 小时取出；

2. 菠萝切成玉米粒大小的颗粒；枸杞子用水泡发。

3. 烧热锅，加水与冰糖煮溶后放入玉米、枸杞子、菠萝、豌豆煮熟，用水淀粉勾芡即可。

功　效：健脾开胃，通便润肠。

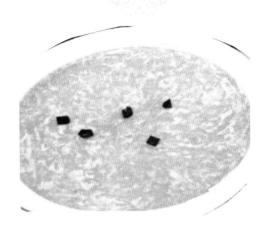

茼蒿

利尿消肿养护肾

别　　名	蓬蒿、蒿菜、菊花菜、茼笋、茼莴菜、春菊。
性味归经	味甘涩，性温；归肝、肾经。
建议食用量	每餐100～200克。

营养成分

蛋白质、脂肪、糖类、粗纤维、胡萝卜素、多类维生素、烟酸、磷、钙、铁，还包含丝氨酸、苏氨酸、丙氨酸、亮氨酸、脯氨酸、苯丙氨酸等多类氨基酸和天冬素、挥发油、胆碱等成分，其中铁、钙含量比较多。

护肾原理

茼蒿含有多种氨基酸、脂肪、蛋白质及较多的钠、钾等，能调节体内水液代谢，通利小便，清除水肿。茼蒿还含有一种挥发性的精油，以及胆碱等物质，具有降血压以护肾的作用。

食用功效

茼蒿含有丰富的维生素和矿物质，可以养心安神、降压补脑、清血化痰、润肺补肝、稳定情绪、防止记忆力减退。

常吃茼蒿，对咳嗽痰多、脾胃不和、记忆力减退、习惯性便秘均有较好的疗效。茼蒿与肉、蛋等共炒，可提高维生素A的吸收率。将茼蒿焯一下，拌上芝麻油、味精、精盐，清淡可口，较适合冠心病、高血压病人食用。

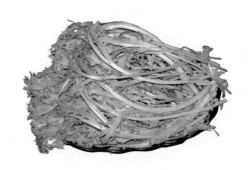

良方妙方

1. 咳嗽痰浓：鲜茼蒿150克，水煎去渣，加入冰糖适量，溶化后分2次饮服。

2. 高血压：茼蒿200克洗净、切碎、捣汁，温开水送服，每服1杯，日服2次。

经典论述

1.《本经逢原》："茼蒿气浊，能助相火，禹锡言多食动风气，熏人心，令人气满。"

2.《千金·食治》："安心气，养脾胃，消痰饮。"

3.《滇南本草》："行肝气，治偏坠气疼，利小便。"

养生食谱

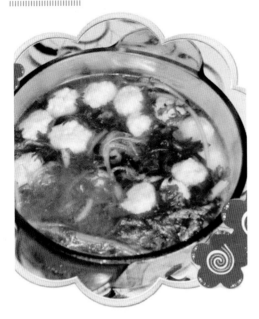

◆ 蒸茼蒿

主　料：茼蒿 600 克。

辅　料：面粉、玉米面各 30 克。

调　料：蒜泥、盐、香油各适量。

做　法：

1. 茼蒿 600 克择洗干净，沥水。

2. 面粉与玉米面混合后撒入茼蒿中抓匀，放入蒸笼中，盖上盖子。蒸锅水烧开，放上蒸笼大火蒸制 3 ~ 5 分钟。

3. 将适量蒜泥、盐、清水、香油调成味汁浇在蒸好的茼蒿上即可。

功　效：调和脾胃，利小便，化痰止咳。

◆ 茼蒿蛋白饮

主　料：茼蒿 250 克、鸡蛋 3 枚。

调　料：香油、盐各适量。

做　法：

1. 将茼蒿洗净，鸡蛋打破取蛋清；

2. 茼蒿加适量水煎煮，快熟时，加入鸡蛋清，煮片刻，调入香油、盐即可。

功　效：养心安神，清血，润肺补肝。

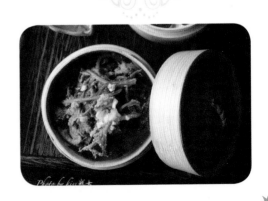

南瓜

补益降糖促代谢

别　　名　麦瓜、番瓜、倭瓜、金瓜、伏瓜、饭瓜、北瓜。

性味归经　味甘,性温;归脾、胃经。

建议食用量　每次 200 ~ 500 克。

营养成分

蛋白质、膳食纤维、碳水化合物、烟酸、维生素 C、氨基酸、活性蛋白、胡萝卜素、维生素 A、钙、钾、磷、镁、铁、铜、锰、铬、硼等。

护肾原理

南瓜中多种营养成分能有效促进机体细胞的修复和发育,增强人体免疫功能。其中丰富的钴,能促进人体的新陈代谢和造血功能。

食用功效

南瓜含有丰富的维生素和果胶,尤其是胡萝卜素的含量很高,果胶有很好的吸附性,能黏结与消除体内细菌毒素和其他有害物质,如重金属中的铅、汞和放射性元素,能起到解毒作用。

南瓜中含有丰富的果胶和微量元素钴。果胶可延缓肠道对糖和脂质吸收;钴参与人体内维生素 B 的合成,是人体胰岛素细胞所必需的微量元素,对防止糖尿病、降低血糖有特殊的疗效,能够有效预防心脑血管疾病的发生。

食用宜忌

宜食:适宜肥胖者、糖尿病患者和中老年人食用;

忌食:南瓜性温,胃热炽盛者、湿热气滞者少吃。

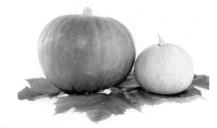

良方妙方

1. 呃逆:南瓜蒂 4 个,水煎服,连服 3 ~ 5 次。

2. 糖尿病:南瓜 250 克,煮汤服食。每天早晚餐各 1 次,连服 1 个月。

3. 肺癌:南瓜藤 1500 克,水煎服。常代茶饮。

经典论述

1.《本草纲目》:"甘,温,无毒。补中益气。"

2.《滇南本草》:"横行经络,利小便。"

3.《随息居饮食谱》:"凡时病痧症,疳病胀满,脚气痞闷,产后痧痘,皆忌之。"

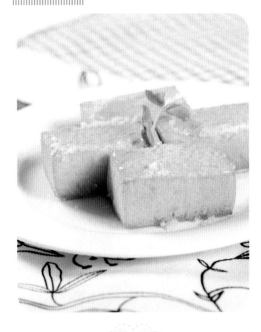

◆ 南瓜浓汤

主 料：南瓜 200 克，高汤 100 毫升，鲜牛奶 50 毫升。

做 法：

1. 先将南瓜洗净，切丁。放入榨汁机中，加高汤打成泥状。

2. 取出后放入牛奶中，用小火煮沸，拌匀即可。

功 效：补中益气，调理肠胃。

◆ 蜂蜜芝士烤南瓜

主 料：南瓜 350 克。

辅 料：芝士 30 克。

调 料：蜂蜜 20 克。

做 法：

1. 将南瓜去皮改刀成长 6 厘米、宽 4 厘米的长方块，入烤箱烤 20 分钟，外干内软（烤箱温度 180℃）。

2. 烤好的南瓜上刷上蜂蜜，放入芝士片再烤 5 分钟，芝士片软化上色即可。

功 效：滋阴润燥，补中益气。

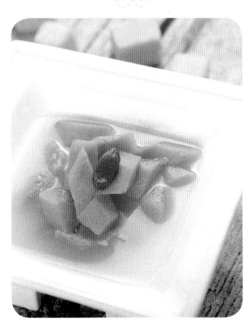

茄子

散血消肿护养肾

别　　　名　落苏、茄瓜。

性味归经　味甘，性凉；归脾、胃、大肠经。

建议食用量　每次 100 ~ 200 克。

营养成分

蛋白质、脂肪、碳水化合物、维生素以及钙、磷、铁和花青素等。

护肾原理

茄子具有散血消肿、利尿止痛的功效，对治疗肾炎水肿等疾病具有一定食疗作用。茄子含有大量蛋白质、维生素等营养成分，能促进细胞新陈代谢，对提高免疫力、防护肾脏有一定作用。

食用功效

茄子含丰富的植物化学物质，这种物质能增强人体细胞间的黏着力，增强毛细血管的弹性，降低毛细血管的脆性及渗透性，防止微血管破裂出血，使心血管保持正常的功能。茄子含有龙葵碱，能抑制消化系统肿瘤的增殖。此外，茄子含有维生素 E，有抗衰老功效，常吃茄子，可防止血液中胆固醇水平增高，对延缓人体衰老

具有积极的意义。

烹饪锦囊

茄子遇热极易氧化，颜色会变黑而影响美观。烹调前先放入热油锅中稍炸，控油后再与其他的材料同炒，则不容易变色。茄子切成块或片后，由于氧化作用会很快由白变褐。将切成块的茄子立即放入水中浸泡，待做菜时再捞起滤干，也可避免茄子变色。

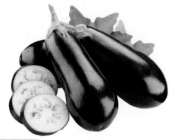

良方妙方

1. 小便不利，水肿：茄子晒干研粉，开水送服 0.6 克，每日 3 次。（《食物与治病》）

2. 乳腺炎：将茄子细末撒于凡士林纱布上，外敷患处。

经典论述

1.《滇南本草》："散血，消乳疼，消肿宽肠。烧灰米汤饮，治肠风下血不止及血痔。"

2.《饮膳正要》："动风发疮及痼疾，不可多食。"

3.《本草纲目》："茄性寒利，多食心腹痛下利，妇人能伤子宫。"

养生食谱

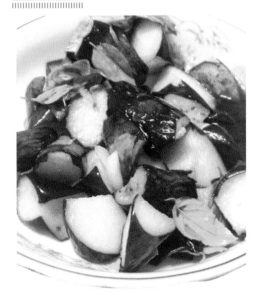

◆ 蒸茄子

主　料：茄子 250 克。

调　料：盐、香油、蒜蓉各适量。

做　法：

1. 茄子洗净后切成大条状，放入碗中，入蒸笼蒸 20 分钟左右。

2. 将蒸熟的茄子取出，趁热放盐，淋上香油和蒜蓉即成。

功　效：清热解毒除湿。适宜于高血压、内痔下血、便秘。

◆ 炒茄子

主　料：茄子 400 克。

调　料：料酒、葱末、姜末、蒜泥、盐、白糖、醋各适量，植物油 30 克。

做　法：

1. 茄子洗净切片，放入沸水中焯 3 ~ 5 分钟后，捞出备用。

2. 锅内注植物油烧热，放入葱、蒜、姜末，滴料酒同炒片刻。

3. 再放入茄子、盐、白糖、醋炒匀后即可出锅。

功　效：清热解毒。

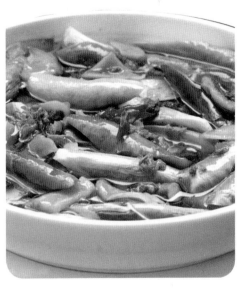

苦瓜

补肾解毒养护肾

别　　名　凉瓜、锦荔枝、癞葡萄、癞瓜。

性味归经　味苦，性寒；归心、肝、脾、胃经。

建议食用量　鲜品每次100～500克，干品每次50～100克。

营养成分

蛋白质、脂肪、碳水化合物、粗纤维、胡萝卜素、维生素 B_1、维生素 B_2、维生素 C、维生素 E 及尼古酸等多类维生素，其中维生素 C 的含量每100 克可达 56 毫克。

护肾原理

苦瓜具有补肾健脾、解毒泻火、提高免疫力的作用，具有改善肾病引起的小便短赤、水肿等症的食疗功效。

食用功效

苦瓜中的苦瓜苷和苦味素能增进食欲，健脾开胃；所含的生物碱类物质奎宁，有利尿活血、消炎退热、清心明目的功效；苦瓜中的蛋白质及大量维生素 C 能提高人体的免疫功能；从苦瓜子中提炼出的胰蛋白酶抑制剂，可以抑制癌细胞所分泌出来的蛋白酶；苦瓜的新鲜汁液，含有苦瓜苷和类似胰岛素的物质，具有良好的降血糖作用，是糖尿病患者的理想食品；苦瓜含有粗纤维，能够加速肠道蠕动，帮助排便，降低血液中胆固醇及葡萄糖的吸收，有利于减轻肝脏负担。

食用宜忌

宜食：适宜糖尿病、高血压、高血脂患者。

忌食：苦瓜性凉，脾胃虚寒者不宜多食。

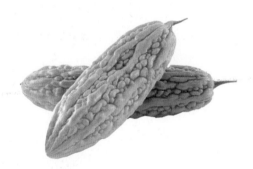

良方妙方

1. 阳痿：苦瓜种子炒熟研末，每次 15 克，黄酒送服，每日 3 次，10 天为 1 疗程。

2. 糖尿病：鲜苦瓜 50～100 克，做菜吃，每天 2～3 次；或将苦瓜制成干粉冲服，每次 7～12 克，每天 3 次，连服 10～15 天。

经典论述

《本草纲目》："除邪热，解劳乏，清心明目。"

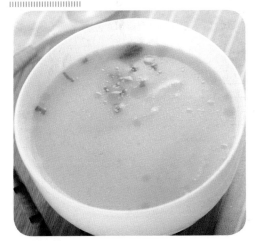

◆ 苦瓜排骨汤

主　料：排骨 350 克，苦瓜 100 克，陈皮 5 克。

调　料：姜、盐、白糖、胡椒粉适量。

做　法：

1. 将排骨洗净切段氽水，苦瓜切块，陈皮洗净，姜切片待用。

2. 净锅上火，放入清水、姜片、陈皮、排骨，大火烧开转小火炖 30 分钟，放入苦瓜炖 20 分钟，放入盐、白糖、胡椒粉调味即成。

功　效：清暑除热，明目解毒。

◆ 苦瓜拌芹菜

主　料：芹菜 150 克，苦瓜 150 克。

调　料：芝麻酱 50 克，精盐、味精、酱油、蒜泥各适量。

做　法：

1. 先将苦瓜去瓤，切成细丝，用开水氽烫一下，再用凉开水过一遍，沥掉水分；

2. 然后将芹菜、苦瓜同拌，加入作料调匀即可。

功　效：凉肝降压，适用于肝阳上亢之高血压患者食用。

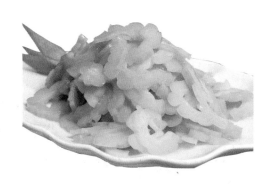

丝瓜

利尿消肿的"美人水"

别　　　名　天罗、绵瓜、布瓜、天络瓜。

性 味 归 经　味甘，性凉；归肝、胃、肺经。

建议食用量　每餐 100 ~ 300 克。

营养成分

蛋白质、脂肪、碳水化合物、钙、磷、铁及维生素 B_1、维生素 C，还含有皂苷、植物黏液、木糖胶、丝瓜苦味质、瓜氨酸等。

护肾原理

丝瓜有利尿消肿、清热凉血等功效，对于肾虚导致的水肿、食欲不振等具有一定食疗作用。还含有丰富的维生素 C 和胡萝卜素，有利于控制炎症，帮助泌尿道上皮细胞的修复，加快病情的好转。

食用功效

丝瓜中含防止皮肤老化的 B 族维生素、增白皮肤的维生素 C 等成分，能保护皮肤、消除斑块，使皮肤洁白、细嫩，是不可多得的美容佳品，故丝瓜汁有"美人水"之称。女士多吃丝瓜还对调理月经有帮助。丝瓜藤茎的汁液具有保持皮肤弹性的特殊功效，能美容去皱。丝瓜提取物对乙型脑炎病毒有预防作用，在丝瓜组织培养液中还提取到一种具抗过敏作用的物质。

饮食宝典

丝瓜的味道清甜，烹制丝瓜时应尽量保持清淡，烹煮时不宜加酱油和豆瓣酱等口味较重的酱料，以免抢味。油要少用，可勾薄芡，用味精或胡椒粉提味，这样才能突出丝瓜香嫩爽口的特点。

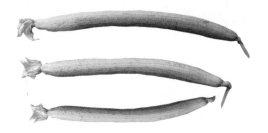

良方妙方

1. 痢疾：丝瓜汁 15 克，红、白糖各 15 克，调和均匀服之。

2. 神经性皮炎：鲜丝瓜叶洗净，搓碎后在患部摩擦，发红为止。每 7 天 1 次。

经典论述

1.《本经逢原》："丝瓜嫩者寒滑，多食泻人。"

2.《本草纲目》："老者烧存性服，祛风化痰，凉血解毒杀虫，通经络，行血脉，下乳汁。"

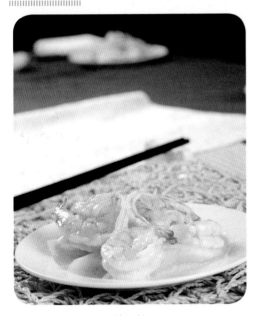

◆ 丝瓜香菇汤

主　料：丝瓜 250 克，香菇 100 克。

调　料：葱、姜、味精、盐各适量，植物油少许。

做　法：

1. 将丝瓜洗净，去皮棱，切开，去瓤，再切成段；香菇用凉水发后，洗净。

2. 起油锅，将香菇略炒，加清水适量煮沸 3 ~ 5 分钟，入丝瓜稍煮，加葱、姜、盐、味精调味即成。

功　效：清热解毒。

◆ 虾仁炒丝瓜

主　料：虾仁 150 克，丝瓜 250 克，红椒 20 克，鸡蛋 1 只。

调　料：盐、鸡粉、料酒、水淀粉、香油、葱、姜、植物油各适量。

做　法：

1. 将丝瓜去皮去瓤改刀成象眼。

2. 将虾仁粘去水分加少许盐、料酒、鸡蛋清、淀粉上浆拉油。

3. 锅内放植物油煸香葱、姜，放滑好的虾仁、丝瓜，加盐、鸡粉、胡椒粉调好味，勾少许芡点入香油即可。

功　效：滋肺阴，补肾阳。用于治疗热病、身热烦渴、痰喘咳嗽、肠风痔漏、血淋、疔疮痈肿等病症。

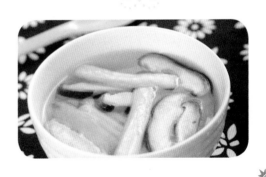

冬瓜

除烦利尿消水肿

别　　　名　白瓜、枕瓜、东瓜。

性味归经　味甘，性凉；归肺、大
　　　　　肠、小肠、膀胱经。

建议食用量　每天 100 ～ 500 克。

营养成分

蛋白质、糖、粗纤维、灰分、钙、磷、铁、胡萝卜素、硫胺素、核黄素、烟酸、维生素 C 等。

护肾原理

冬瓜能利尿，且含钠极少，所以是肾脏病、慢性肾炎水肿患者的食疗佳品。还含有总氨酸、冬瓜葫芦素，对氧化汞引起的肾损伤有较明显的保护和阻断作用，有助于治疗慢性肾炎。

食用功效

冬瓜维生素中抗坏血酸、硫胺素、核黄素及烟酸含量较高，维生素 B_1 在冬瓜子中含量相当丰富；含有除色氨酸外的 8 种人体必需氨基酸，谷氨酸和天门冬氨酸含量较高，还含有鸟氨酸和 γ- 氨基丁酸以及儿童特需的组氨酸。冬瓜不含脂肪，膳食纤维高达 0.8%，营养丰富而且结构合理。营养质量指数计算表明，冬瓜为有益健康的优质食物。

饮食宝典

将冬瓜子晒干研细末，调入牛奶、豆浆或其他食品中，每日早晚各服一次，每次 6 ～ 10 克，连续服食两个月，可令皮肤白皙、细腻光滑，起到延缓衰老之功效。

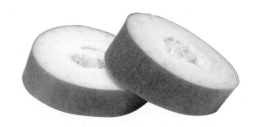

良方妙方

1. 慢性肾炎：冬瓜 1000 克，鲤鱼 1 条，白水煮汤服食。

2. 肾炎之水肿：赤小豆 150 克，冬瓜 250 克。共煎汤。常服有效。

3. 妊娠水肿：冬瓜 500 克，大枣 20 枚，共煮汤食。可常服。

经典论述

1.《名医别录》："主治小腹水胀，利小便止渴。"

2.《日华子本草》："除烦，治胸膈热，消热毒痈肿，切摩痱子。"

3.《滇南本草》："性平和，味甘淡。治痰吼，气喘，姜汤下。又解远方瘴气，又治小儿惊风。"

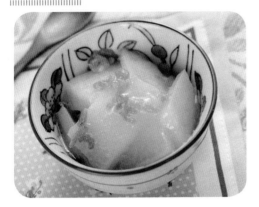

◆ 海米冬瓜

主　料：冬瓜 350 克。

辅　料：海米 15 克。

调料：葱姜 5 克，盐 4 克，鸡粉 3 克，水淀粉 20 克，香油 2 克，食用油适量。

做　法：

1. 将冬瓜去皮改刀成长 5 厘米的条。

2. 海米用水泡发好。

3. 锅内放入少许食用油，放入葱姜、海米煸香，放冬瓜、料酒、盐、鸡粉、胡椒粉，加少许水，调好味，炖至冬瓜软烂汤汁浓稠后，勾少许芡淋香油即可。

功　效：清热毒，利排尿，止渴除烦，补钙。

◆ 奶油冬瓜球

主　料：冬瓜 500 克，炼乳 20 克，熟火腿 10 克。

调料：精盐、鲜汤、香油、水淀粉、味精各适量。

做　法：

1. 冬瓜去皮，洗净削成见圆小球，入沸水略煮后，倒入冷水使之冷却。

2. 将冬瓜球排放在大碗内，加盐、味精、鲜汤上笼用武火蒸 30 分钟取出。

3. 把冬瓜球复入盆中，汤倒入锅中加炼乳煮沸后，用水淀粉勾芡，冬瓜球入锅内，淋上香油搅拌均匀，最后撒上火腿末出锅即成。

功　效：清热解毒，生津除烦，补虚损，益脾胃。

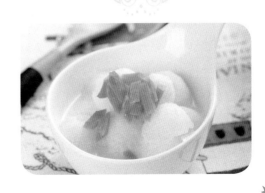

莲藕

清热凉血补肾气

别　　　名	连菜、藕、菡萏、芙蕖。
性味归经	味甘、涩，性寒；归心、脾、胃经。
建议食用量	每餐100～200克。

营养成分

蛋白质、脂肪、碳水化合物、粗纤维、灰分、钙、磷、铁、胡萝卜素、硫胺素、核黄素、烟酸、抗坏血酸等。

护肾原理

莲藕含有大量的单宁酸，有收缩血管作用，可用于止血、散血，能辅助改善肾病患者出现的血尿症状。此外莲藕还有健脾养胃、补肾的治疗功效。

食用功效

生藕性凉，可清热除烦、凉血止血、散血散瘀；熟藕性温，可补心生血。而且莲藕富含铁质，对贫血患者颇为适宜。此外，藕节所含的鞣质和天冬酰胺，既可止血又能解毒。

莲藕散发的独特清香，有健脾止泻的作用，能增进食欲，促进消化，有益于胃纳不佳、食欲不振者恢复健康。

莲藕含有大量维生素C和膳食纤维，有抑制尿糖病和生津止渴的功效，对患有口干口渴、乏力体倦、虚弱之症的糖尿病患者有益。另外，莲藕还富含硒元素，有提高免疫力的作用。

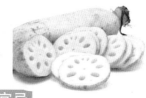

食用宜忌

宜食：老幼妇孺、体弱多病者尤宜，特别适宜高热、高血压、肝病、食欲不振、缺铁性贫血、营养不良者。

忌食：莲藕性寒，生吃碍脾胃。脾胃消化功能低下、大便溏泄者不宜生吃。

良方妙方

1. 急性肾炎：鲜藕、鲜白茅根各120克，洗干净切片，同煮取汁，代茶频饮。治发热、尿血等。

2. 肾炎：藕节150克，水500毫升。将藕节反复清洗干净，用文火煮20分钟。代茶饮用。化瘀止血。肾炎有血尿者可连续服用。

经典论述

1.《日用本草》："清热除烦。凡呕血、吐血、瘀血、败血，一切血证宜食之。"

2.《饮膳正要》："主补中，益神益气，除疾，消热渴，散血。"

养生食谱

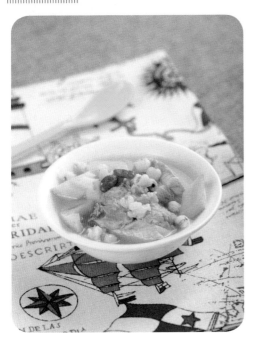

◆ 鸡肉炒藕丝

主　料：鸡肉 50 克，莲藕 200 克。

调　料：红辣椒、酱油、白砂糖、植物油各适量。

做　法：

1. 将鸡肉切成丝，干辣椒和藕均切成丝，起锅放油烧热后放入干辣椒丝。

2. 炒到有香味时，加鸡肉丝。

3. 炒到收干时加藕丝，炒透后加酱油、糖调味，食用时置于盘内。

功　效：补气补血，养肝明目。

◆ 莲藕薏米排骨汤

主　料：排骨 300 克，莲藕 100 克，薏米 20 克。

调　料：盐适量。

做　法：

1. 莲藕洗净，切厚片，薏米洗净，排骨汆水。

2. 水开后将材料全部放入，再改慢火煮 2 小时，最后放盐调味，即可。

功　效：利湿清热，益肾健脾。

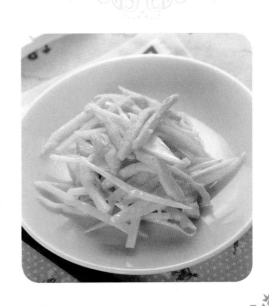

胡萝卜

宽中下气的"小人参"

别　　　名　红萝卜、黄萝卜、金笋、丁香萝卜、药萝卜。

性味归经　味甘，性平；归肺、脾、肝经。

建议食用量　每次 100～200 克。

营养成分

糖类、蛋白质、脂肪、挥发油、胡萝卜素、维生素 A、维生素 B_1、维生素 B_2、花青素、钙、铁、磷、槲皮素、木质素、干扰素诱生剂等。

护肾原理

胡萝卜中维生素 C 及 B 族维生素可提高机体的免疫能力，有助于维持肾脏的正常功能。

食用功效

胡萝卜中含有丰富的胡萝卜素，可以起到清除人体中血液和肠道的自由基，达到防治心脑血管疾病的作用，因此对于冠心病、高血压患者来说，常吃胡萝卜，有助于保护心脑血管。胡萝卜素有补肝明目的作用，可治疗夜盲症。胡萝卜素摄入人体消化器官后，可以转化为维生素 A，是骨骼正常生长发育的必需物质，有助于细胞增殖与生长，对促进婴幼儿的生长发育具有重要意义。胡萝卜中的木质素能提高人体免疫力。

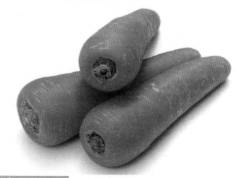

食用宜忌

胡萝卜适宜高血压、夜盲症、干眼症患者以及营养不良、食欲不振者、皮肤粗糙者食用。

胡萝卜最好炒熟后食用，因为胡萝卜中所含的是脂溶性维生素，与油混合后有利于吸收。

良方妙方

1. 高血压：鲜胡萝卜洗净切块，同粳米煮粥吃。每天 1 次，可常食。

2. 夜盲症：胡萝卜洗净切片蒸熟，不限多少，任意食用。

经典论述

1. 《本草求真》："胡萝卜，因味辛则散，味甘则和，质重则降，故能宽中下气。而使肠胃之邪，与之俱去也。"

2. 《医林纂要》："胡萝卜，甘补辛润，故壮阳暖下，功用似蛇床子。"

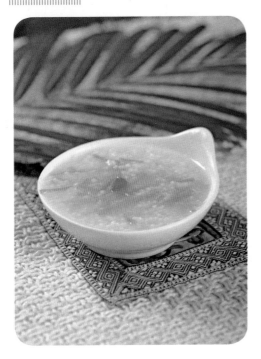

◆ 胡萝卜炒黄瓜

主　料：胡萝卜200克，黄瓜200克。

调　料：精盐、味精各2克，酱油、料酒各5克，葱花、姜末各5克，植物油20克。

做　法：

1. 先将胡萝卜和黄瓜切成片状。

2. 锅内倒入植物油，油热后用葱花、姜末炝锅。

3. 放入胡萝卜、黄瓜及调味料翻炒片刻即可装盘，佐餐食用。

功　效：益肝明目，利膈宽肠，增强免疫功能。

◆ 胡萝卜小米粥

主　料：小米100克，胡萝卜100克，矿泉水适量。

做　法：

1. 小米洗净，胡萝卜去皮切丝。

2. 把水烧开加入小米和胡萝卜丝同煮15分钟，小米软糯即可。

功　效：益脾开胃，补虚明目。

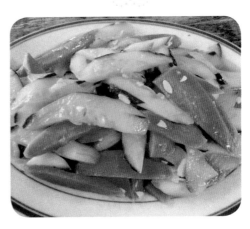

第三节　护肾养肾的珍味菌菇

银耳

🌸 滋阴解热的"菌中之冠"

别　　　名	白木耳、雪耳、白耳子、银耳子。
性 味 归 经	味甘，性平；归肺、胃、肾经。
建议食用量	干银耳每次约15克。

营养成分

蛋白质、碳水化合物、脂肪、粗纤维、胶质、银耳多糖、无机盐及少量维生素B类。

护肾原理

银耳含有丰富的蛋白质和维生素，具有很高的营养价值，能很好地滋阴补肾，辅助缓解肾阴不足带来的头晕耳鸣、五心烦热等症状。

食用功效

银耳含有维生素D，能防止钙的流失，对生长发育十分有益。银耳富含酸性多糖和硒等微量元素，可以增强人体免疫力。银耳中的天然植物性胶质有滋阴作用，长期服用可以润肤，并有祛除脸部黄褐斑、雀斑的功效。银耳中的膳食纤维可助胃肠蠕动，减少脂肪吸收，从而达到减肥的效果；

银耳能提高肝脏解毒能力，起保肝作用，对老年慢性支气管炎、肺源性心脏病也有一定疗效。还有助于肿瘤患者对放疗、化疗后食疗。

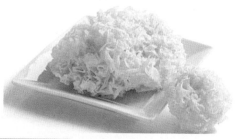

食用宜忌

银耳宜用沸水泡发，泡发后应去掉未发开的部分，特别是那些呈淡黄色的东西。冰糖银耳含糖量高，睡前不宜食用，以免增加血黏度。炖好的冰糖银耳放入冰箱冰镇后饮用，味道更佳。

良方妙方

1. 高血压、血管硬化：白木耳3克，浸泡1夜，用饭锅蒸1～2小时，加适量冰糖，于睡前服。

2. 心悸：白木耳9克，太子参15克，冰糖适量，水煎饮用。

经典论述

1.《本草问答》："治口干肺痿，痰郁咳逆。"

2.《增订伪药条辨》："治肺热肺燥，干咳痰嗽，衄血，咯血，痰中带血。"

养生食谱

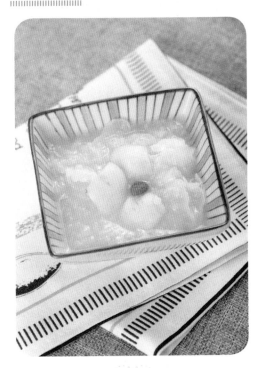

◆ 双米银耳粥

主　料：大米、小米各 30 克，水发银耳 20 克。

做　法：

1.大米和小米分别淘洗干净备用。

2.水发银耳去蒂，择洗干净，撕成小朵。

3.锅内放水，加入大米、小米。大火煮沸后，放入银耳，转中火慢慢煮约 15 分钟，至银耳将溶之时关火即可。

功　效：健脾养胃，补中益气，消食化积，滋阴润燥。

◆ 百合银耳粥

主　料：百合 30 克，银耳 10 克，大米 50 克。

调　料：冰糖适量。

做　法：

将银耳水发开后洗净，同大米、百合一起入锅中，加清水适量，文火煮至粥熟后，冰糖调服即可。

功　效：养阴润肺，健脾益气。

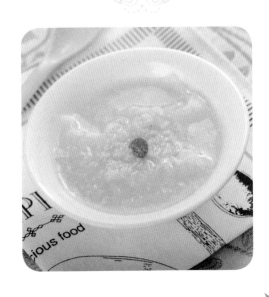

黑木耳

滋补活血的"素中之王"

别 名	木耳、云耳、桑耳、松耳、中国黑真菌。
性味归经	味甘，性平；归胃、大肠经。
建议食用量	干木耳每餐约 5 克，泡发木耳每餐约 50 克。

营养成分

蛋白质、脂肪、碳水化合物、粗纤维、维生素 B_1、维生素 B_2、烟酸、钙、磷、铁等。

护肾原理

黑木耳被誉为"素中之荤"和"素中之王"，具有滋补、活血等功效，对结石、尿血等症状有一定的食疗作用。黑木耳中含有丰富的植物胶原，其较强的吸附性，可把人体消化系统内的杂质吸附集中起来排出体外，对肾结石等内源性异物也有一定的化解功能。

食用功效

黑木耳中所含的多糖成分具有调节血糖，降低血糖的功效。黑木耳含有丰富的钾，对糖尿病合并高血压患者有很好的食疗作用。

常吃黑木耳能养血驻颜，令人肌肤红润，并可防治缺铁性贫血。黑木耳中的胶质可把残留在人体消化道内的杂质吸附集中起来排出体外，从而起到清胃涤肠的作用。黑木耳还含有抗肿瘤活性物质，能增强人体免疫力。

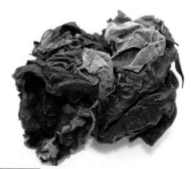

食用宜忌

鲜黑木耳含有一种叫卟啉的光感物质，食用未经处理的鲜黑木耳后经太阳照射可引起皮肤瘙痒、水肿，严重的可致皮肤坏死。干黑木耳是经暴晒处理的成品，在暴晒过程中会分解大部分卟啉。在食用前，干黑木耳经水浸泡，其中含有的剩余卟啉会溶于水，因而干黑木耳水发后食用为宜。

良方妙方

1. 贫血：黑木耳 50 克，红枣 30 个，煮熟服食，加红糖调味。

2. 高血压：木耳 3 克，清水泡后蒸熟加冰糖，每天 1 次。

经典论述

1.《神农本草经》："盛气不饥，轻身强志。"

2.《饮膳正要》："利五脏，宽肠胃，不可多食。"

养生食谱

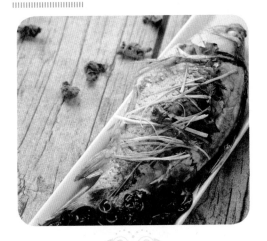

◆ 木耳清蒸鲫鱼

主　料：黑木耳 100 克，鲫鱼 300 克。

调　料：料酒、盐、白糖、姜，葱、植物油各适量。

做　法：

1. 将鲫鱼去鳃、内脏、鳞，冲洗干净；黑木耳泡发，去杂质，洗净，撕成小碎片；姜洗净，切成片；葱洗净，切成段。

2. 将鲫鱼放入大碗中，加入姜片、葱段、料酒、白糖、植物油、盐腌渍半小时。

3. 鲫鱼上放碎木耳，上蒸锅蒸 20 分钟即可。

功　效：温中补虚，健脾利水。

◆ 凉拌核桃黑木耳

主　料：黑木耳 150 克，核桃碎 50 克。

辅　料：红绿辣椒适量。

调　料：姜、蒜、调味料各适量。

做　法：

1. 黑木耳洗净撕小块，红绿辣椒切丝，姜蒜切末。

2. 黑木耳、红绿辣椒丝焯水，备用。

3. 核桃碎用小火炒香。

4. 碗中放入黑木耳、红绿辣椒丝、核桃碎和姜、蒜末，加入调味料拌匀。

功　效：凉血止血，补脑抗癌。

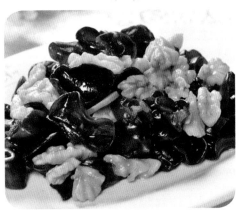

香菇

益气止血补肝肾

别　　　名	香蕈、香信、厚菇、花菇、冬菇。
性味归经	味甘,性平;归脾、胃经。
建议食用量	每餐约50克。

营养成分

蛋白质、脂肪、碳水化合物、叶酸、膳食纤维、核黄素、烟酸、维生素C、钙、磷、钾、钠、镁、铁等。

护肾原理

香菇含有一种十分特别的酸性成分，能够有效地降低血脂和胆固醇，能有效缓解肥胖相关性肾病引发的肾小球肥大等症状。

食用功效

香菇的维生素含量比西红柿、胡萝卜还高，含有多达18种氨基酸，尤以赖氨酸和精氨酸的含量最丰富，是人体补充氨基酸的首选食品。香菇中含丰富的维生素D原，这种物质进入人体后，经日光照射可转变成为维生素D，所以香菇是补充维生素D的重要食品，经常食用可预防小儿因缺钙引起的佝偻病、孕妇及产妇的骨质软化症等。同时还有助于增强人体免疫力。

食用宜忌

宜食：香菇适合贫血者、抵抗力低下者和高血脂、高血压、动脉硬化、糖尿病、癌症、肾炎患者食用。一般人可经常食用。

忌食：香菇为动风食物，顽固性皮肤瘙痒症患者忌食；脾胃寒湿气滞者忌食。

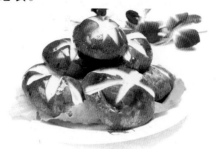

良方妙方

1. 小儿麻疹透发不畅：香菇6～9克，鲜鲫鱼1尾，清炖（少放盐）喝汤。

2. 冠心病：香菇50克，大枣7～8枚，共煮汤食。

3. 痔疮出血：香菇焙干研末，每次3克，温开水送下，日2次。

经典论述

1.《本草求真》："香蕈味甘性平，大能益胃助食，及理小便不禁。"

2.《医林纂要》："可托痘毒。"

3.《现代实用中药》："为补偿维生素D的要剂，预防佝偻病，并治贫血。"

养生食谱

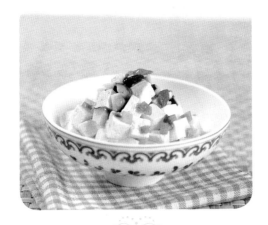

◆ 香菇豆腐

主　料：香菇 150 克。

辅　料：豆腐 150 克，清汤 100 克，葱 5 克，姜 5 克。

调　料：盐 2 克，香油 3 克，鸡粉 2 克，胡椒粉适量。

做　法：

1. 将鲜香菇洗净去根，加葱、姜、清汤煮熟捞出切成粒备用。

2. 豆腐切成方块加盐、鸡粉、清汤煨入味。

3. 香菇粒加盐、鸡粉、胡椒粉、香油调好味撒在豆腐上即可。

功　效：降低胆固醇，宽中益气，清热散血。

◆ 冬菇烧白菜

主　料：白菜 200 克，冬菇 30 克。

调　料：盐、植物油、葱、姜、高汤各适量。

做　法：

1. 冬菇用温水泡发，去蒂，洗净；白菜洗净，切成段；葱、姜分别洗净，切成末。

2. 锅置火上，放适量植物油烧热后，下葱末、姜末爆香。放入白菜段炒至半熟后，放入冬菇和高汤，转中火炖至软烂，加盐调味即可。

功　效：补益肠胃，止咳化痰。

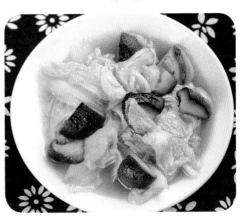

猴头菇

滋补肾的"素中荤"

别　　　名	猴头菌、猴头蘑、刺猬菌、花菜菌、山伏菌。
性 味 归 经	味甘,性平;归脾、胃经。
建议食用量	干猴头菇每餐约20克。

营养成分

挥发油、蛋白质、多糖类、氨基酸、维生素E、维生素C、烟酸、核黄素、硫胺素、纤维素等。

护肾原理

猴头菇含有丰富的氨基酸和各种维生素、无机盐，是名副其实的高蛋白、低脂肪食品,对因肾病引起的阳痿、早泄、气血亏虚等病症有一定的防治作用。

食用功效

猴头菇是一种高蛋白、低脂肪、富含矿物质和维生素的食品；猴头菇含有的多糖、多肽类物质，能抑制癌细胞中遗传物质的合成，且具有提高人体免疫力的功能，可延缓衰老。猴头菇含不饱和脂肪酸，能降低胆固醇和三酰甘油含量,调节血脂,利于血液循环，是心血管疾病患者的理想食品。

食用宜忌

人工培育的猴头菇营养成分高于野生的。食用猴头菇要经过洗涤、涨发、漂洗和烹制4个阶段，直至软烂如豆腐时营养成分才能完全析出。霉烂变质的猴头菇不可食用，以防中毒。

良方妙方

1.消化不良:猴头菌60克,水浸软,切成薄片，水煎服，日服2次，黄酒为引。

2.神经衰弱、身体虚弱:猴头菌（干品）150克，切片与鸡共煮食用，日服1次（或用鸡汤煮食）。

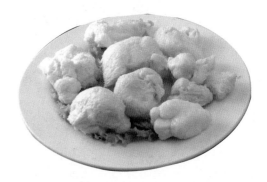

经典论述

1.《临海水土异物志》:"民皆好啖猴头羹，虽五肉臛不能及之，其俗言：宁负千石之粟，不愿负猴头羹。"

2.《农政全书》:"如无花、麻姑、猴头之属，皆草木根腐坏而成者。"

3.《新华本草纲要》:"全草：味甘,性平。有利五脏、助消化、滋补、抗癌等功能。"

养生食谱

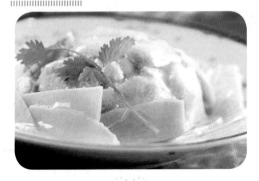

◆ 猴头菇烩玉兰片

主　料：猴头菇 200 克、火腿片 45 克、水发玉兰片 40 克、鸡蛋 3 个。

调　料：料酒、盐、葱段、淀粉、味精、食用油各适量。

做　法：

1. 猴头菇去蒂、洗净，入沸水中焯一下，切薄片。

2. 将鸡蛋清、盐、湿淀粉与猴头菇片搅拌均匀，然后将猴头菇片逐一放入沸水锅中氽热捞出。

3. 热锅放食用油，投入葱段炸香，下料酒、水发玉兰片、盐、猴头菇片、火腿片，焖至汤稠时加味精，用淀粉勾芡，出锅即可。

功　效：治疗四肢无力，神经衰弱。

◆ 砂锅鸡脯猴头菇

主　料：水发猴头菇 800 克，鸡脯肉 600 克，干贝 50 克。

调　料：葱、姜、料酒、盐、熟猪油各适量。

做　法：

1. 将水发猴头菇挤干水，切成片；鸡脯肉切成块；干贝泡开，清洗干净。

2. 热锅放熟猪油，油至六成热时，下入猴头菇片、鸡脯肉块，锅上旺火，加入葱、姜、料酒、盐、干贝。炖至鸡脯肉软烂，出锅即可。

功　效：养血益气。可用于神经衰弱、头昏心悸、失眠、体倦乏力、有气血虚弱表现者。

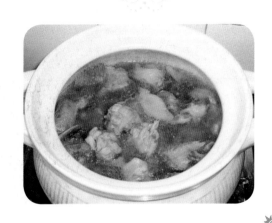

平菇

补虚抗癌强免疫

别　　　名	侧耳、耳菇、青蘑、薄菇、蚝菇。
性 味 归 经	味甘，性平；归肝、胃经。
建议食用量	每次约100克。

营养成分

蛋白质、脂肪、碳水化合物、纤维素、灰分、维生素、钾、钠、钙、镁、锰、铜、锌、硫、平菇素。

护肾原理

平菇具有补虚抗癌的功效，能够改善人体新陈代谢，增强体质，调节自主神经，对肾病能够起到一定的调节和补养作用。在一定程度上可减缓病患体虚乏力的症状。

食用功效

平菇含硒、多糖体等物质，对肿瘤细胞有抑制作用，且具有免疫特性；平菇含有的多种维生素及矿物质，可以改善人体新陈代谢、增强体质、调节自主神经功能，对肝炎、慢性胃炎、胃和十二指肠溃疡、软骨病、高血压等都有疗效；对降低血胆固醇和防治尿道结石也有一定效果；对妇女更年期综合征可起调理作用，是体弱患者的营养食品之一。

食用宜忌

注意平菇孢子危害：平菇孢子会对气管、肺组织产生刺激，引起炎症，严重者可发生咳嗽、寒战、乏力、头痛、流涕、低热、多痰、心率加快、呼吸短促等过敏症状。一旦发生，可用氯苯那敏、阿司咪唑等药物治疗。

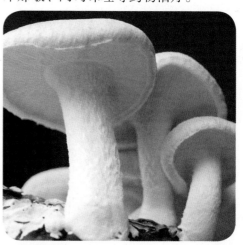

良方妙方

1. 白细胞减少症：鲜平菇适量煮食。

2. 传染性肝炎：鲜平菇作蔬菜食。

3. 胃癌、子宫颈癌等：鲜平菇适量煮汤服食。

4. 高血压：鲜平菇煮汤喝。

经典论述

1.《医学入门》："悦神，开胃，止泻，止吐。"

2.《生生编》："益肠胃，化痰，理气。"

养生食谱

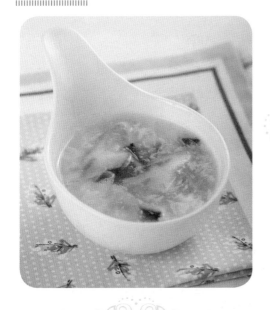

◆ 双菇萝卜

主　料：瘦肉50克，平菇100克，胡萝卜50克，金针菇30克。

调　料：植物油、料酒、酱油、水淀粉、盐、糖各适量。

做　法：

1. 将瘦肉切丝，加入料酒半匙、酱油2匙、水淀粉半匙腌制10分钟；

2. 胡萝卜去皮、煮熟、切片；金针菇洗净，切小段；平菇洗净，切片；

3. 用植物油将肉丝炒散，变白时盛出，再以余油炒金针菇，并喷少许水同炒，然后放入胡萝卜片和平菇炒熟。最后加入肉丝，并放入适量料酒、盐、糖调味即可。

功　效：降低胆固醇。

◆ 丝瓜平菇汤

主　料：丝瓜250克，平菇100克。

调　料：葱、姜、味精、盐、芡粉各适量，植物油少许。

做　法：

1. 将丝瓜洗净，去皮棱，切开，去瓤，切成段；平菇洗净。

2. 起油锅，将平菇略炒，加清水适量煮沸3～5分钟，入丝瓜稍煮，加葱、姜、盐、味精调味勾芡即成。

功　效：清暑凉血，解毒通便，消食清神。

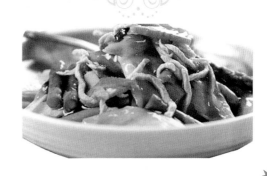

草菇

滋阴滋肾补气血

别　　名	稻草菇、麻菇、包脚菇、兰花菇、贡菇、中国蘑菇。
性味归经	味甘、咸，性寒;归脾、胃经。
建议食用量	每餐约 50 克。

营养成分

维生素 C、糖分、粗蛋白、脂肪、灰分、磷、钾、钙等。

护肾原理

草菇的维生素 C 含量高，能促进人体新陈代谢，提高机体免疫力。草菇还可以补气血、滋阴壮阳、滋肾固精，达到养肾的目的。

食用功效

草菇的蛋白质含量高，含有人体必需的 8 种氨基酸，是国际公认的"十分好的蛋白质来源"，也有"素中之荤"的美名。草菇的维生素含量丰富，能促进人体新陈代谢，提高人体免疫力，并具有解毒作用。如铅、砷、苯进入人体时，可与其结合，随小便排出。草菇能够减慢人体对碳水化合物的吸收，是糖尿病患者的良好食品。草菇

还能消食祛热、滋阴壮阳、增加乳汁、防止维生素 C 缺乏病、促进创伤愈合、护肝健胃，是优良的食药兼用型营养保健食品。

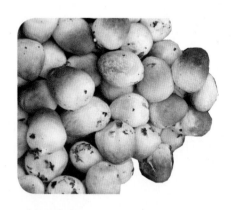

妙方良方

1. 体弱气虚，易患感冒:鲜草菇，切片，用油、盐炒后，加水适量煮熟食。本方取草菇补脾益气之功，常食可增强机体的抗病能力，并能加速伤口愈合。

2. 消化道肿瘤:鲜草菇 100 克，鲜猴头菇 60 克。食油煎熟，加盐少许，放入二者炒后加水煮熟食。本方对肿瘤有一定抑制作用。

经典论述

1.《新华本草纲要》:"全草:味甘，性寒。有清暑益气、抗癌等功能。"

2.《广东通志》:"南华菇，南人谓菌为蕈，产于曹溪南华寺者，名南华菇，亦家蕈也，其味不下于北地蘑菇。"

养生食谱

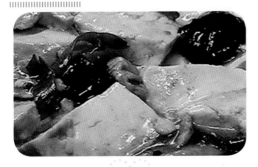

◆ 草菇炖豆腐

主　料：豆腐 500 克，草菇 20 克。

辅　料：竹笋 15 克，油菜心 25 克。

调　料：盐 3 克，酱油 20 克，味精 2 克，黄酒 10 克，淀粉 10 克，香油 5 克。

做　法：

1. 竹笋去壳去皮后洗净切片；油菜心择洗干净；淀粉加水适量调匀成水淀粉约 20 克。

2. 将豆腐切块，放在锅内，加清水、少许精盐，用小火炖 10 分钟后，捞出沥净水。

3. 锅架火上，放入香油，烧热后下黄酒、清汤 100 毫升、水发草菇、笋片、菜心、少许精盐、酱油、味精、豆腐块，烧沸后用水淀粉勾芡出锅即可。

功　效：滋阴补肾，减肥降脂。

◆ 草菇蛋花汤

主　料：草菇 100 克，鸡蛋 2 个，鸡脯肉适量。

调　料：鲜奶、盐、水淀粉、料酒、植物油、葱末各适量。

做　法：

1. 鸡脯肉洗净，切丝，用料酒、盐拌匀；草菇洗净，切片；鸡蛋放入碗中打散。

2. 油锅烧热，爆香葱末，倒入鸡丝、草菇片炒 3 分钟至熟。

3. 倒入鲜奶和适量清水。加盖焖煮 5 分钟，再加入蛋液略煮片刻，用水淀粉勾芡，加盐调味即可。

功　效：清暑理气，补脾益气。

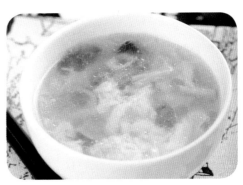

第四节　养肾补肾的肉类海产

鸭肉

➤ 滋阴清热消水肿

别　　　名　家鸭肉、家凫肉。

性味归经　味甘、咸，性凉；归脾、胃、肺、肾经。

建议食用量　每餐约80克。

营养成分

蛋白质、脂肪、泛酸、碳水化合物、胆固醇、维生素A、硫胺素、核黄素、烟酸、维生素E、钙、磷、钾、钠、镁、铁、锌、硒、铜、锰等。

护肾原理

鸭肉有清虚劳之热、利水消肿等功效。现代医学研究认为，经常食用鸭肉除能补充人体必需的多种营养成分外，对肾病体虚和有水肿症状的人也有很好的食疗作用。

食用功效

鸭肉蛋白质的氨基酸组成与人体相似，利用率较高；鸭肉富含不饱和脂肪酸，易于消化，是高血压、高血脂患者的很好选择。鸭肉也是肉类中含维生素A和B族维生素较多的品种，其中内脏比肌肉含量更高，尤以肝脏最高。鸭肉还含有较多的铁、铜、锌等矿物质，其中鸭肝含铁最多。

食用宜忌

宜食：适用于体内有热、上火的人食用；发低热、体质虚弱、食欲不振、大便干燥和水肿的人，食之更佳。适宜营养不良、产后病后体虚、盗汗、遗精、妇女月经少、咽干口渴者食用。

忌食：素体虚寒、受凉引起的不思饮食、胃部冷痛、腹泻清稀、腰痛及寒性痛经以及肥胖、动脉硬化、慢性肠炎者应少食；感冒患者不宜食用。

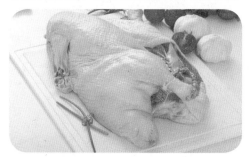

良方妙方

阴虚水肿：雄鸭1只，去毛及内脏，或加猪蹄，或加火腿，煮熟后调味食用，或将鸭肉切片，同大米煮粥，调味食用。

经典论述

1.《滇南本草》："老鸭同猪蹄煮食，补气而肥体。同鸡煮食，治血晕头痛。"

2.《本草纲目》："鸭，水禽也，治水利小便，宜用青头雄鸭。治虚劳热毒，宜用乌骨白鸭。"

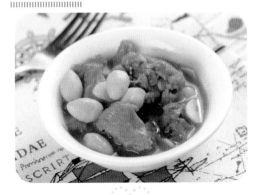

◆ **白果焖鸭**

主　料：白鸭 1 只，玉竹、银杏各 50 克，北沙参 10 克。

调　料：大料、葱、姜、酱油、料酒、盐、蜂蜜、冰糖、植物油各适量。

做　法：

1.将鸭子毛去净，内脏摘除，洗净，里外抹匀蜂蜜，放入热植物油中炸成金黄色；玉竹、银杏、北沙参、大料、葱、姜、冰糖填入鸭膛内，将鸭子放入大砂锅内。

2.炒锅加入植物油，烧热、放入葱、姜、大料、盐炒香，倒入酱油、料酒、水，烧开倒入砂锅，焖煮 90 分钟即成。

功　效：补肾，滋阴，养胃，利水消肿，定喘止咳。

◆ **酸菜鸭**

主　料：鸭肉 500 克，酸菜 100 克。

调　料：姜丝、蒜末、白胡椒、辣椒、盐、面粉、料酒、高汤、植物油各适量。

做　法：

1.鸭肉洗净，切块，加盐、面粉、料酒拌匀；酸菜洗净，切丝。

2.锅烧热倒入植物油，炝香蒜末、姜丝，放入鸭肉翻炒 1 分钟，接着放高汤、酸菜丝煮熟，加入盐、辣椒、白胡椒调味即可。

功　效：清肺养胃，滋阴补肾，消肿利水。

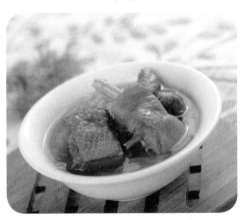

鹌鹑

❀ 补中益气的"动物人参"

别　　　名	鹑、鷃、罗鹑、赤喉鹑、红面鹌鹑。
性 味 归 经	味甘，性平；归大肠、心、肝、脾、肺、肾经。
用 法 用 量	内服：煮食，1～2只；或烧存性，研末。

营养成分

蛋白质、维生素 B_1、维生素 B_2、铁含量、卵磷脂等。

护肾原理

鹌鹑有利水消肿的功效，有助于缓解肾病患者水肿、小便不利的症状。有补中益气的功效，有助于提高肾病患者抗病修复的能力。

食用功效

俗话说："要吃飞禽，还数鹌鹑。"鹌鹑既有鲜美的味道，又有丰富的营养。它是典型的高蛋白、低脂肪、低胆固醇食物，特别适合中老年人以及心血管病、肥胖病患者食用。与公认的营养价值高的鸡蛋相比，鹌鹑蛋的营养价值更高。它的蛋白质含量比鸡蛋高30％，维生素 B_1 高20％，维生素 B_2 高83％，铁含量高46.1％，卵磷

脂高5～6倍。所以鹌鹑蛋对于贫血、营养不良、神经衰弱、慢性肝炎、高血压、心脏病等均有补益作用。

适应人群

宜食：一般人都可食用。是老幼病弱者、高血压患者、肥胖症患者的上佳补品。

忌食：外感、痰热未清时不食。

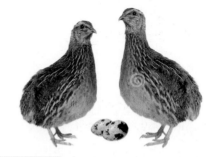

注意事项

不可共猪肉食之，否则多生疮。

良方妙方

1. 肝肾阴虚，腰膝酸痛：鹌鹑一只，杞子30克，杜仲9克，水煮去药，食肉喝汤。(《补药与补品》)

2. 肾炎水肿：鹌鹑2只，治如常法，加酒少量，不加盐，炖食。每日1次，连用1周。

经典论述

1.《嘉祐本草》："和小豆、生姜煮食，止泻痢。"

2.《本草纲目》："滋补五脏，益中续气，实筋骨，耐寒暑消热结。"

养生食谱

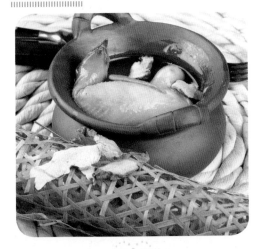

◆ 土茯苓炖鹌鹑

主　料：鹌鹑 10 只。

辅　料：土茯苓 10 克，山药 50 克。

调　料：大料、葱、姜、大蒜各适量，料酒 35 克，色拉油适量。

做　法：

1. 土茯苓洗净蒸 20 分钟，鹌鹑洗净备用，氽水过油。

2. 锅中加少许色拉油，放入大料、葱、姜、大蒜煸香，加入酱油、料酒、鹌鹑，加适量水，与山药、土茯苓一起，烧至软烂即可。

功　效：解毒除湿，健脾补肾，滋阴润燥。

◆ 鹌鹑枸杞子粥

主　料：大米 100 克，鹌鹑蛋 10 个。

辅　料：枸杞子、核桃仁各 15 克。

做　法：

1. 将鹌鹑蛋煮熟去壳；枸杞子洗净，浸泡数分钟；核桃仁炒熟碾碎备用；大米淘洗干净。

2. 锅中倒入适量水，放入大米煮开，转小火煮 20 分钟，放入鹌鹑蛋、枸杞子、核桃仁再煮 5 ~ 10 分钟至粥成即可。

功　效：滋阴补血，养心安神。

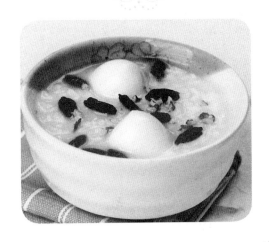

乌骨鸡

补肾填精的"黑心宝贝"

别　　　名　乌鸡、药鸡、武山鸡、羊毛鸡、绒毛鸡、松毛鸡、黑脚鸡。

性 味 归 经　味甘，性平；归肝、肾、肺经。

用 法 用 量　内服：煮食，或入丸、散。

营养成分

蛋白质、脂肪、碳水化合物、硫胺素、核黄素、烟酸、维生素 E、钙、磷、钠、镁、硒、铜、钾、胆固醇等。

护肾原理

乌鸡的营养价值和滋补效果一流，是补虚劳、养身体的上好佳品，常食可提高人体的抵抗力，也能满足肾病患者对营养的需求。

食用功效

乌鸡入肾经，具有温中益气、补肾填精、养血乌发、滋润肌肤的作用。凡虚劳羸瘦、面色无华、水肿消渴、产后血虚乳少者，可将之作为食疗滋补之品。

适应人群

老年人、少年儿童、妇女，特别是产妇体虚血亏、肝肾不足、脾胃不健者宜食。

注意事项

凡实证、邪毒未清者不宜服。

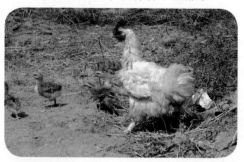

良方妙方

1. 肾虚耳聋：乌雄鸡 1 只，治净，以无灰酒 3000 毫升，煮熟，趁热食之，3 ~ 5 只效。（《本草纲目》）

2. 白带下及遗精白浊，下元虚惫者：白果、莲肉、江米各 15 克，胡椒 3 克，为末。乌骨鸡 1 只，如常治净，装入鸡腹煮熟。空心食之。（《本草纲目》）

3. 脾虚滑泄：乌骨母鸡 1 只，治净。用豆蔻 30 克，草果 2 枚，烧存性，掺入鸡腹内，扎定煮熟。空腹食之。（《本草纲目》）

经典论述

1.《本草再新》："平肝祛风，除烦热，益肾养阴。"

2.《滇南本草》："补中止渴。"

养生食谱

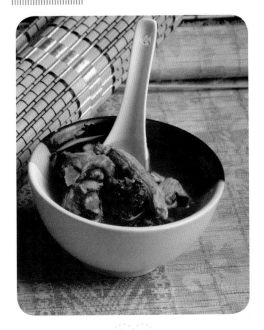

◆ 大枣炖乌鸡

主　料：大枣8枚，乌鸡1只，党参30克。

调　料：葱、姜、料酒、盐、味精、胡椒粉各适量。

做　法：大枣洗净，党参洗净切3厘米段，乌鸡洗净切块，将大枣、党参、乌鸡、葱、姜、料酒同入锅内烧开，再用小火炖30分钟左右，放入盐、味精、胡椒粉即可。

功　效：益气生津，养血安神。

◆ 西洋参淮山药蒸乌鸡

主　料：西洋参10克，淮山药20克，乌鸡1只。

调　料：葱、姜适量。

做　法：

1.西洋参切片，淮山药用水泡软，乌鸡剁成块飞水。

2.把制好的原料一起放到盆里，加入清汤和适量的葱姜，上笼蒸至鸡肉软烂即可。

功　效：补气养阴清虚火，活血化瘀，养血补脾。

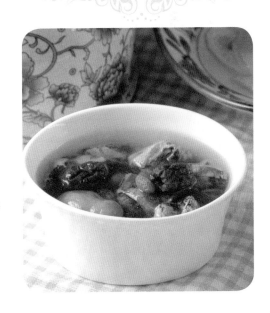

紫菜

利水消肿护肾脏

别　　　名	索菜、子菜、甘紫菜、海苔。
性 味 归 经	味甘、咸，性寒；归肺经。
建议食用量	每餐干品5～15克。

营养成分

蛋白质、脂肪、碳水化合物、粗纤维、灰分、钙、磷、铁、胡萝卜素、硫胺素、核黄素、烟酸、抗坏血酸、碘等。

护肾原理

紫菜含有丰富的微量元素，其中的甘露醇是一种很强的利尿剂，有利水消肿的作用，有利于护肾，同时能辅助缓解肾病患者的水肿症状。

食用功效

紫菜含多糖，有明显的抗凝血作用，能降低全血黏度、血浆黏度，并有降血糖作用。紫菜营养丰富，含碘量很高，富含胆碱和钙、镁、铁，能增强记忆、治疗妇幼贫血，促进骨骼、牙齿的生长和保健。紫菜所含的多糖可增强细胞免疫和体液免疫功能，提高人体的免疫力。

食用宜忌

紫菜在食用前应用清水泡发，并换1～2次水以清除污物、毒素。如果凉水浸泡后的紫菜呈蓝紫色，说明在包装前已被有毒物污染，这种紫菜对人体有害，不能食用。

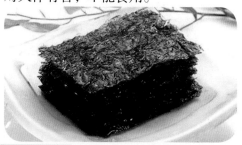

良方妙方

1. 甲状腺肿大：紫菜30克，萝卜500克，陈皮1片，水煎服；或紫菜60克，黄药子30克，高粱酒500克，浸10天，每日2次，适量服；或紫菜、鹅掌菜（昆布）各15克，夏枯草、黄芩各10克，水煎服；或紫菜15克水煎服。

2. 淋巴结核：紫菜10克，水煎服，每日2次；或紫菜汤佐餐。

3. 高血压：紫菜、决明子各15克，水煎服。

4. 慢性气管炎：紫菜、远志各15克，生牡蛎30克，水煎服。

经典论述

1.《本草纲目》："病瘿瘤脚气者宜食之。"

2.《食疗本草》："下热气，若热气塞咽喉者，汁饮之。"

养生食谱

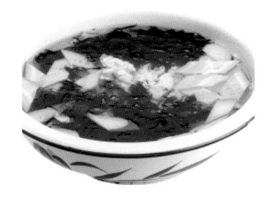

主　料：紫菜5克，竹笋10克，豆腐50克，菠菜、水发冬菇25克。

调　料：酱油、姜末、香油各适量。

做　法：

1. 将紫菜洗净，撕碎；豆腐焯水，切块；冬菇、竹笋均洗净、切细丝；菠菜洗净，切小段。

2. 锅放入适量清水煮沸，下竹笋丝略焯，捞出沥水备用。

3. 另取一锅加水煮沸，下冬菇、竹笋、豆腐、紫菜、菠菜，放酱油、姜末，待汤煮沸时，淋少许香油即可。

功　效：清热利尿，补肾养心，降低血压，促进人体代谢等。

◆ 紫菜黄瓜汤

主　料：紫菜10克，黄瓜100克。

调　料：海米、精盐、味精、酱油、香油适量。

做　法：

1. 将黄瓜洗净切成菱形片状，紫菜、海米亦洗净。

2. 锅内加入清汤，烧沸后，投入黄瓜、海米、精盐、酱油，煮沸后撇去浮沫，下入紫菜，淋上香油，撒入味精，调匀即成。

功　效：清热益肾。

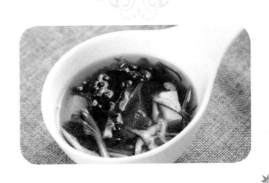

海参

·—· 补肾益精的"海人参"

别　　　名　海男子、土肉、刺参、海鼠、海瓜皮。

性 味 归 经　味甘、咸，性温；归心、肾、脾、肺经。

建议食用量　涨发品每次50～100克。

营养成分

粗蛋白质、粗脂肪、灰分、碳水化合物、钙、磷、铁、碘等。

护肾原理

海参是肾阴虚肾阳同补之品，对肾脏有很好的保护作用，并能很好地改善体虚、气血不足表现出乏力、气短、头晕目眩、耳鸣等症状。

食用功效

海参胆固醇、脂肪含量少，是典型的高蛋白、低脂肪、低胆固醇食物，对高血压、冠心病、肝炎等病人及老年人堪称食疗佳品，常食对治病强身很有益处。海参含有硫酸软骨素，有助于人体生长发育，能够延缓肌肉衰老，增强人体的免疫力。海参微量元素钒的含量居各种食物之首，可以参与血液中铁的输送，增强造血功能。食用海参对再生障碍性贫血、糖尿病、胃溃疡等均有良效。

食用宜忌

海参富含胶质，不但可以补充体力，对于皮肤、筋骨也都有保健功效，同时还能改善便秘症状。海参中钾含量低，钠含量很高，不利于控制血压，因此高血压患者要少食。

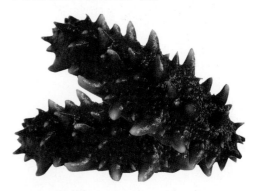

良方妙方

1.遗精：海参浸透剖洗干净，切片煮烂后入糯米适量煮成稀粥，调味服食。早餐前空腹食。

2.阳痿：海参（浸透）、羊肉共切片煮汤，加盐、姜等调味食之。

3.冠心病：海参30克炖烂，加大枣5枚、冰糖适量再炖15～20分钟，每日晨起空腹服。

经典论述

1.《本草求原》："泻痢遗滑人忌之，宜配涩味而用。"

2.《随息居饮食谱》："脾弱不运，痰多便滑，客邪未尽者，均不可食。"

养生食谱

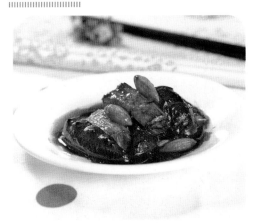

◆ 野米大枣海参汤

主　料：水发海参200克。

辅　料：野米25克，大枣15克。

调　料：盐4克，味精3克，鲜鸡汤350克。

做　法：

1.野米提前泡好，煮至8分熟滤出备用。

2.鲜鸡汤加大枣、野米小火煮至10～15分钟后加海参、盐、味精调好味蒸5分钟即可。

功　效：养血安神，补肾阴，益精髓。

◆ 葱烧杏仁海参

主　料：水发海参400克。

辅　料：大葱白100克，炸杏仁20克。

调　料：鲜白糖、葱油各5克，盐、酱油、鸡粉各3克，食用油适量。

做　法：

1.葱白切蓑衣刀入食用油炸至金黄滤出（炸葱的油留着备用）。

2.锅中留底油加入调料炒香，加入少许鸡汤将海参放入锅中小火靠干，用淀粉收汁淋点葱油（炸葱白的油）即可。

功　效：补肾益精，养血安神。

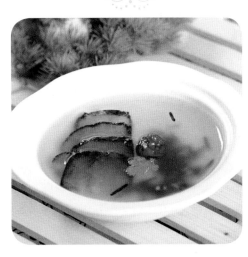

蛤蜊

滋阴利水 "第一鲜"

别　　　名	花蛤、文蛤。
性味归经	味咸，性寒；归胃、肾经。
建议食用量	每次约80克。

营养成分

蛋白质、脂肪、碳水化合物、灰分、钙、磷、铁、维生素A、硫胺素、核黄素、烟酸、碘等。

护肾原理

蛤蜊滋阴利水的效果佳，能有效缓解肾病患者水肿等症状，以及疾病后期出现肾阴虚导致的烦热难眠、盗汗、头晕目眩等症状。

食用功效

蛤蜊肉富含铁，可预防和治疗因缺铁而导致的贫血，能促进发育，帮助皮肤恢复血色。蛤蜊还能排除体内多余水分，帮助排尿，改善腰痛。蛤蜊中富含的牛磺酸能有效降低人体血液中的胆固醇，并预防动脉硬化等疾病，同时对于视力和肝脏都有保护作用。蛤蜊中富含的维生素E有助于预防老年痴呆、延缓细胞老化。

食用宜忌

宜食：高胆固醇、高血脂体质、患有甲状腺肿大、支气管炎、胃病等疾病的人尤为适合。

忌食：有宿疾者应慎食，脾胃虚寒者不宜多吃。

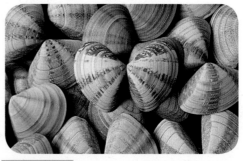

良方妙方

1. 失眠烦躁：蛤蜊肉50克，百合30克，玉竹20克。把上3味洗干净放锅里，加清水适量煮汤。可佐餐或者做点心食用。有养阴除烦的作用。

2. 虚热遗精：黄柏（炒）、知母、蛤粉各500克。青黛（飞）为衣，粥丸服。（《医学六要》）

经典论述

1.《本草纲目》："清热利湿，化痰饮，定喘嗽，止呕逆，消浮肿，利小便，止遗精白浊，心脾疼痛，化积块，解结气，消瘿核，散肿毒，治妇人血病。油调涂汤、火伤。"

2.《本经逢原》："清肺热，滋肾燥，降痰清火，止咳定喘，消坚癖，散瘿瘤。"

养生食谱

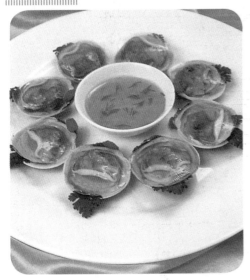

◆ 葱姜炒文蛤

主　料：文蛤 500 克。

配　料：椒丝适量。

调　料：豆豉粒、葱段、姜丝、酱油、水淀粉、食用油各适量。

做　法：

1. 锅里放清水烧开后，倒入文蛤，贝壳张开就捞起，待用；

2. 炒锅里放食用油烧热后，放入豆豉粒和椒丝炒香，倒入文蛤翻炒数下，加入葱段和姜丝。最后加入酱油，用水淀粉勾芡，装盘即成。

功　效：降血脂，高胆固醇、高血脂体质的人尤为适合。

◆ 晶莹蛤仁

主　料：青蛤 150 克，水晶液 100 克。

调　料：盐 3 克，黄酒 2 克，红花汁 25 克，枸杞子 2 克。

做　法：

1. 青蛤去沙等异物挖出蛤仁，原汁出水；

2. 水晶液调好口味，原壳将蛤仁定住；

3. 红花汁调好口味，撒入菜品中即可。

功　效：润肺生津，软坚散结，补肝明目。

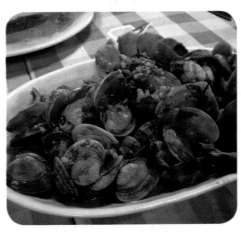

鲫鱼

清热解毒消水肿

别　　　名	河鲫、鲫瓜子、喜头鱼、海附鱼、童子鲫。
性味归经	味甘，性平；归脾、胃、大肠经。
建议食用量	每次约100克。

营养成分

蛋白质、脂肪、脂肪、维生素 A、维生素 B_1、维生素 B_2、维生素 B_{12}、烟酸、磷、钙、铁、硫胺素、核黄素等。

护肾原理

鲫鱼有利尿消肿、清热解毒等功效，对慢性肾炎水肿有一定的食疗作用。对肝肾疾病患者来说，鲫鱼是良好的蛋白质来源，可增强抵抗力和病后机体恢复能力。

食用功效

鲫鱼所含的蛋白质、氨基酸种类齐全，易于消化吸收，肝肾疾病、心脑血管疾病患者常食可增强抗病能力；肝炎、肾炎、高血压、心脏病、慢性支气管炎等疾病患者可经常食用。鲫鱼有健脾利湿、和中开胃、活血通络、温中下气之功效，对脾胃虚弱、水肿、溃疡、气管炎、哮喘、糖尿病有很好的滋补食疗作用。鲫鱼肉嫩味鲜，可做粥、做汤、做菜、做小吃等，尤其适于做汤。鲫鱼汤具有较强的滋补作用，非常适合中老年人和病后虚弱者食用，产后妇女多食鲫鱼汤，可补虚通乳。

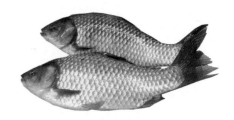

食用宜忌

宜食：慢性肾炎水肿、肝硬化腹水、营养不良性浮肿者宜食；孕妇产后乳汁缺少者宜食；脾胃虚弱、饮食不香者宜食；小儿麻疹初期或麻疹透发不快者宜食；痔疮出血、慢性久痢者宜食。

忌食：鲫鱼补虚，诸无所忌，但感冒发热期间不宜多吃。

良方妙方

慢性肾炎：取活鲫鱼1条，去内脏，另将切成豆粒大的中药商陆、赤小豆填入鱼肚内，用线缚定，放锅内加水煮至熟烂，不吃鱼，只饮不加盐的淡汤，间日服1次。

经典论述

1.《医林纂要》："鲫鱼性和缓，能行水而不燥，能补脾而不濡，所以可贵耳。"

2.《本草经疏》："鲫鱼调味充肠，与病无碍，诸鱼中唯此可常食。"

养生食谱

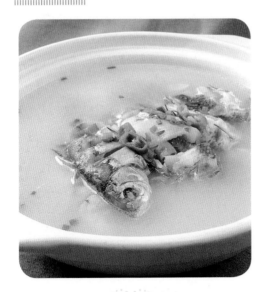

◆ 莼菜鲫鱼汤

主　料：鲫鱼 500 克，莼菜 200 克。

调　料：植物油、盐、料酒、味精，胡椒粉各适量。

做　法：

1. 鲫鱼去鳞、鳃、内脏，洗净；莼菜洗净，去杂质，沥干；

2. 锅中下植物油，将鲫鱼两面煎黄，烹入料酒，加水煮开，大火煮 20 分钟，加入莼菜、盐、味精，胡椒粉，小火再煮约 5 分钟即可。

功　效：健脾开胃，清热解毒，利水除湿。

◆ 白芷天麻鲫鱼汤

主　料：白芷 18 克，天麻 15 克，鲫鱼 500 克。

调　料：姜、葱、料酒、盐各适量。

做　法：

1. 白芷洗净，鱼头去鳃洗净备用；

2. 将白芷、天麻、鱼头、姜、葱、料酒放入砂锅中，加水适量，大火烧沸去浮末，改文火炖 30 分钟调盐、味即可。

功　效：祛风除湿，平抑肝阳。

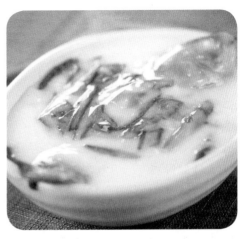

海带

清热化湿护肾脏

别　　名	昆布、江白菜、纶布、海昆布、海草。
性味归经	味咸，性寒；归肝、胃、肾经。
建议食用量	每餐干品约30克。

营养成分

蛋白质、脂肪、膳食纤维、碳水化合物、硫胺素、核黄素、烟酸、维生素E、钾、钠、钙、碘、镁、铁、锰、锌、磷、硒等。

护肾原理

海带有清热、利尿行水之效，能减轻肾脏水液代谢的负担，也能用于辅助治疗肾病患者出现的水肿、小便不利等症。

食用功效

海带中含有大量的碘。碘是人体甲状腺素合成的主要物质，人体缺少碘，就会患"大脖子病"，即甲状腺功能减退症。所以，海带是甲状腺功能低下者的最佳食品。海带中还含有大量的甘露醇，具有利尿消肿的作用，可防治肾功能衰竭、老年性水肿、药物中毒等。甘露醇与碘、钾、烟酸等协同作用，对防治动脉硬化、高血压、慢性气管炎、慢性肝炎、贫血、水肿等疾病都有较好的效果。海带中的优质蛋白质和不饱和脂肪酸，对心脏病、糖尿病、高血压有一定的防治作用。海带胶质能促使体内的放射性物质随同大便排出体外。

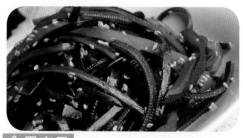

食用宜忌

宜食：缺碘、甲状腺肿大、高血压、高血脂、冠心病、糖尿病、动脉硬化、骨质疏松、营养不良性贫血以及头发稀疏者可多食。

忌食：脾胃虚寒的人慎食，甲亢病人要忌食。

良方妙方

1. 甲状腺肿：海带30克切碎，加清水煮烂，加盐少许，当菜下饭，常吃；或海带用红糖腌食。

2. 慢性咽炎：海带洗净切块煮熟，加白糖拌匀，腌1天后食，每日2次。

经典论述

1.《本草汇言》："海带，去瘿行水，下气化痰，功同海藻、昆布；妇人方中用此催生有验，稍有异耳。"

2.《玉楸药解》："清热软坚，化痰利水。"

养生食谱

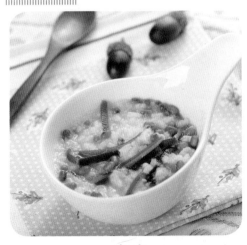

◆ 海带绿豆粥

主　料：白米 100 克，绿豆、水发海带丝各 50 克。

调　料：盐适量，芹菜末少许。

做　法：

1.白米洗净沥干，绿豆洗净泡水 2 小时。

2.锅中加水煮开，放入白米、绿豆、海带丝略搅拌，待再煮滚时改中小火熬煮 40 分钟，加入盐拌匀，撒上芹菜末即可食用。

功　效：清热化痰，软坚散结。

◆ 海带排骨汤

主　料：猪排 300 克，海带 50 克。

调　料:盐、油、葱白段、姜片、食用油适量。

做　法：

1.将排骨洗净，切成小段，待用。

2.将洗干净的砂锅盛置于火上，放少许食用油，油热后，放入姜片和葱白段爆热，加入适量的水；待水开之后将排骨倒入锅中余，再把排骨捞出，滤水。

3.清洗干净的砂锅盛适量的水，把排骨放进水中用大火炖；水滚开后放入海带合炖；待海带排骨炖得差不多时，放入适量的盐，改为中火炖 5 ～ 6 分钟后，关火即可。

功　效:补肝益肾，滋阴润燥。

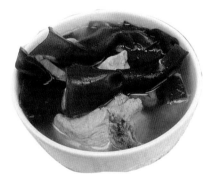

第三章

妙药良方——
选对中药固本补肾

制首乌

滋阴补肾益精血

别　　　名	熟首乌。
性味归经	味苦、甘、涩，性温；归肝、心、肾经。
用法用量	每日 6 ~ 12 克。

营养成分

大黄素、大黄酚、大黄酸、大黄素甲醚、二苯乙烯苷、何首乌维生素 C、卵磷脂、多种微量元素等。

护肾原理

制首乌有补肾填精、滋阴养血的功效，适合血虚、头晕目眩、心悸、失眠、腰膝酸软、耳鸣等肝肾阴虚症状的肾病患者服用。

功用疗效

补肝肾，益精血，乌须发，强筋骨。用于血虚萎黄、眩晕耳鸣、须发早白、腰膝酸软、肢体麻木、崩漏带下、久疟体虚、高血脂等症。

适用人群

亚健康人群；脂肪肝、肥胖症患者；失眠患者；脱发、头发早白的人；患高血压、高血脂及高血糖的人；手足拘挛、视力不佳的人。

注意事项

制首乌应置于燥处，防蛀。大便溏泄及湿痰重者忌用。制首乌烹制时，忌用铁器，宜用砂制或陶制器皿。

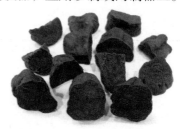

良方妙方

1. 肝肾精血不足，眩晕耳鸣，须发早白：制首乌、熟地黄各 25 克。沸水浸泡，代茶饮；或煎汤饮。本方名为首乌熟地饮，具有补肝肾、益精血的功效。

2. 肾不纳气所致的久咳不止、气喘不宁、神疲乏力、腰膝酸软：可用制首乌 15 克，配用灵芝、西洋参各 20 克，蛤蚧一对。日一剂，水煎两次，分两次温服。能益气固本，补益止咳。

经典论述

1.《本草述》："治中风，头痛，行痹，鹤膝风，痫证，黄疸。"

2.《开宝本草》："主瘰疬，消痈肿，疗头面风疮，疗五痔，止心痛，益血气。"

3.《滇南本草》："涩精，坚肾气，止赤白便浊，缩小便，入血分，消痰毒。治赤白癜风，疮疥顽癣，皮肤瘙痒。截疟，治痰疟。"

养生食谱
||||||||||||||||||||

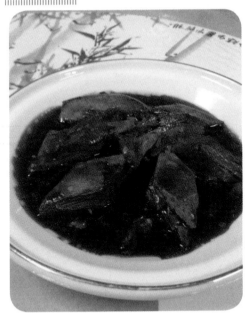

◆ 制首乌鸽蛋

配　方：制首乌 8 克，大枣 7 克，黄酒 100 克，鸽蛋 150 克。

做　法：鸽蛋加黄酒、盐、味、白糖炖煮 25 分钟原汤泡食即可。

功　效：补益肝肾，延年益寿。

◆ 首乌焖鸭

配　方：净鸭 1 只，制首乌 15 克。

做　法：

1. 首乌洗净切片，净鸭去掉鸭嘴、鸭臊，切块。

2. 在蒸盅内放入鸭块、何首乌、姜、葱、盐、味精、料酒、水，加盖，上屉蒸，用文火蒸约 1 小时，拣去姜、葱、加入猪骨、清汤、青菜，再炖 10 分钟即可。

功　效：滋阴生津，乌须黑发。

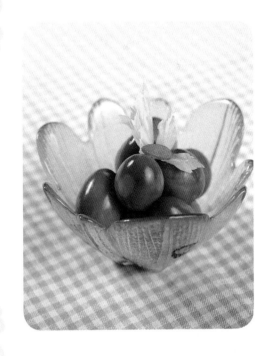

阿胶

补血滋阴润燥

别　　　名	驴皮胶、傅致胶、盆覆胶。
性 味 归 经	味甘，性平；归肝、肺、肾经。
用 法 用 量	烊化兑服，5～10克；炒阿胶可入汤剂或丸、散。

营养成分

甘氨酸、脯氨酸、谷氨酸、丙氨酸、精氨酸、天冬氨酸、赖氨酸、苯丙氨酸、丝氨酸、组氨酸、钾、钠、钙、镁、铁、铜、锰、锌、银、钛等。

护肾原理

阿胶含有明胶原、骨胶原蛋白质及钙、钾、钠、镁、锌等元素，有滋阴、补血止血、益气补虚、补肾填精的功效。肾病患者常常伴有促红细胞生成素减少，因而出现贫血等症状，肾病患者食用阿胶，有助于改善症状。

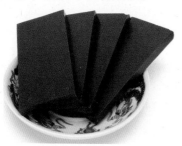

功用疗效

补血滋阴，润燥，止血。用于血虚萎黄，眩晕心悸，肌痿无力，心烦不眠，虚风内动，肺燥咳嗽，劳嗽咯血，吐血尿血，便血崩漏，妊娠胎漏。

注意事项

作为一般滋补品，阿胶宜在饭前服用。服用阿胶前后2小时内，忌吃萝卜、大蒜、浓茶，否则会降低阿胶功效。阿胶忌油腻的食物，畏大黄。咳嗽痰多者慎用。

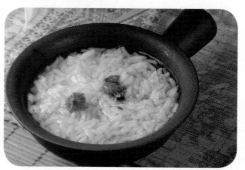

养生食谱

◆ 阿胶糯米粥

配　方：阿胶15克，川贝粉8克，糯米150克。

做　法：

1.阿胶加温水蒸至融化备用，糯米洗净备用。

2.砂锅内加清水煮开，下糯米、川贝粉同煮至熟软黏稠，放入阿胶水调匀即可。

功　效：滋阴润燥，止咳平喘。

当归

◆── 补血活血益气

别　　名	干归、云归、岷当归、马尾当归、马尾归、西当归。
性味归经	味甘、辛，性温；归肝、心、脾经。
用法用量	煎汤，6～12克；或入丸、散；或浸酒；或敷膏。

营养成分

挥发油、蔗糖、维生素 B_{12}、维生素 A 类物质、油酸、亚油酸、谷甾醇、亚叶酸、凝胶因子、烟酸、生物素等。

护肾原理

当归有补血活血益气的功效，对肾病所引起的眩晕、贫血症状，有较好的治疗作用。

功用疗效

补血活血，调经止痛，润肠通便。用于血虚萎黄，眩晕心悸，月经不调，经闭痛经，虚寒腹痛，肠燥便秘，风湿痹痛，跌扑损伤，痈疽疮疡。酒当归活血通经，用于经闭痛经，风湿痹痛，跌扑损伤。

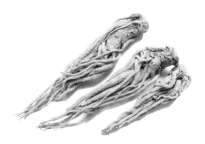

注意事项

当归畏葛蒲、海藻、牡蒙。湿阻中满、大便溏泄者慎服。

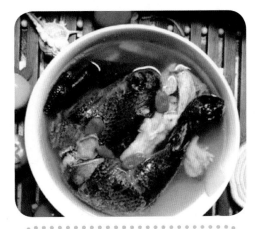

养生食谱

◆ 当归乌鸡汤

配　方：乌骨鸡肉250克，盐5克，味精3克，酱油2毫升，香油5克，当归20克，田七8克。

做　法：

1. 把当归、田七用水洗干净，剁碎。
2. 把乌骨鸡肉用水洗干净，剁成块，放入开水中煮5分钟，取出过冷水。
3. 把所有的材料放入炖锅中，加水，慢火炖3小时，最后调味即可。

功　效：散瘀消肿，止血活血，止痛行气。

熟地黄

益精填髓补肾阴

别　　　名	熟地。
性味归经	味甘，性微温；归肝、肾经。
用法用量	内服：煎汤，10～30克；或入丸散；或熬膏，或浸酒。

营养成分

氨基酸、单糖、益母草苷、桃叶珊瑚苷、梓醇、地黄苷、地黄素、焦地黄素、焦地黄内酯、地黄苦苷元、脂肪酸。

护肾原理

熟地黄品质润入肾，善滋补肾阴，填精益髓，为补肾阴之要药。古人谓之"大补五脏真阴"，"大补真水"。常与山药、山茱萸等同用，治疗肝肾阴虚、腰膝酸软、遗精、盗汗、耳鸣、耳聋及消渴等；亦可与知母、黄柏、龟甲等同用治疗阴虚骨蒸潮热，如大补阴丸（《丹溪心法》）。

功用疗效

滋阴补血，益精填髓。用于肝肾阴虚，腰膝酸软，骨蒸潮热，盗汗遗精，内热消渴，血虚萎黄，心悸怔忡，月经不调，崩漏下血，眩晕，耳鸣，须发早白。

适用人群

肾性高血压、头晕耳鸣及腰膝酸软者适用；糖尿病、口干口渴者适用；慢性肝炎患者适用；患遗精、闭经、崩漏者适用。

注意事项

熟地黄勿犯铁器。忌萝卜、葱白、韭白、薤白。脾胃虚弱、气滞痰多、腹满便溏者忌服。

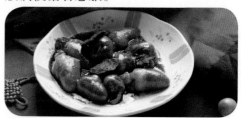

养生食谱

◆ 地黄炒鸡心

配　　方：地黄 12 克，鸡心 200 克，红椒 50 克。

做　　法：地黄煎取浓汁调盐、味精加芡粉搅匀备用，锅底油煸香葱、姜、红椒，下入鸡心爆炒至熟，烹芡汁炒匀即可。

功　　效：补血滋阴。

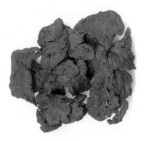

天冬

滋肾阴兼降虚火

别　　　名　大当门根、天门冬、明天冬、天冬草。

性味归经　味甘、苦，性寒;归肺、肾经。

用法用量　内服:煎汤，6 ～ 15克;熬膏，或入丸、散。

营养成分

天冬素、天冬酰胺、黏液质、β-谷甾醇、5- 甲氧基 - 甲基糠醛、甾体皂苷、天冬多糖以及多种氨基酸。

护肾原理

天冬能滋肾阴，兼能降虚火，适宜于肾阴亏虚之眩晕、耳鸣、腰膝酸痛及阴虚火旺之骨蒸潮热、内热消渴等症。肾阴亏虚、眩晕耳鸣、腰膝酸痛者，常与熟地黄、枸杞子、牛膝等滋肾益精、强筋健骨之品同用。阴虚火旺、骨蒸潮热者，宜与滋阴降火之生地黄、麦冬、知母、黄柏等品同用。治肾阴久亏、内热消渴，可与生地黄、山药、女贞子等滋阴补肾之品同用。

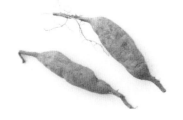

功用疗效

养阴润燥，清肺生津。用于肺燥干咳，顿咳痰黏，咽干口渴，肠燥便秘。

适用人群

肺燥咳嗽、百日咳、肺结核者适用;肠燥便秘者适用;烦躁失眠者适用。

注意事项

天冬畏曾青。虚寒腹泻、风寒咳嗽者禁服。

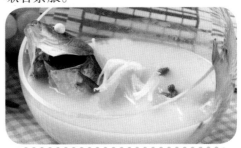

养生食谱

◆ 天冬鲫鱼银丝汤

配　方:天冬 30 克，鲫鱼 2 条，萝卜丝 100 克。

做　法:

1. 天冬洗净，清水泡软，鲫鱼宰杀洗净，萝卜切成丝备用。

2. 锅中放少许油，鲫鱼稍煎，放葱姜、天冬、萝卜丝，加适量的水，大火炖制，等到汤汁浓白鲫鱼软烂即可食用。

功　效:滋阴润燥，健脾利湿，温中益气。

黄精

补气养阴益肾

别　　　名	老虎姜、鸡头参、鸡头黄精、野生姜、野仙姜、山生姜、鹿竹。
性 味 归 经	味甘，性平;归脾、肺、肾经。
用 法 用 量	内服：煎汤，10～15克，鲜品30～60克;或入丸、散熬膏。

营养成分

烟酸、黏液质、淀粉、黄精多糖、天门冬氨酸、高丝氨酸、二氨基丁酸等。

护肾原理

黄精有益气养阴、益肾的功效，肾病患者食用黄精可滋补肾阴，提高人体免疫力，对肾病患者病情恢复有一定的作用。

功用疗效

补气养阴，健脾，润肺，益肾。用于脾胃虚弱，体倦乏力，口干食少，肺虚燥咳，精血不足，内热消渴。

适应人群

肾虚精亏、腰虚酸软、须发早白及消渴的人适用;阴虚肺咳者适用;脾胃虚弱、口干食少、倦怠乏力者适用。

注意事项

黄精味苦者不可药用;忌梅实;忌酸、冷食物。中寒泄泻、痰湿痞满气滞者忌服。

良方妙方

1.补精气：枸杞子（冬采者佳）、黄精各等分，分别为细末，混合在一起，捣成块，捏作饼子，干复捣为末，炼蜜为丸，如梧桐子大。每服50丸，空腹以温水送下。本方名为枸杞子丸，出自《奇效良方》。

2.糖尿病肾病肝肾气阴两虚夹瘀证:黄精、丹参、生地黄、元参、麦冬、葛根、天花粉、黄实各适量。水煎服，每日1剂。

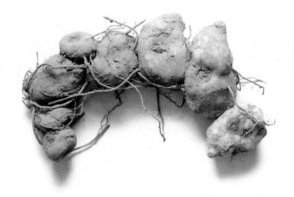

经典论述

1.《本草纲目》:"补诸虚，止寒热，填精髓，下三尸虫。"

2.《名医别录》："主补中益气，除风湿，安五脏。"

3.《本草从新》:"平补气血而润。"

养生食谱

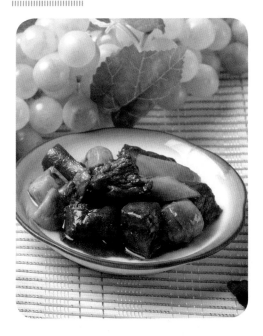

◆ 黄精糯米粥

配　方：黄精 10 克，糯米 150 克，水适量。

做　法：黄精洗净切片，锅中水开后放入黄精煮 10 分钟后取出，再放入糯米熬制成粥即可。

功　效：健脾益胃，补气养阴。

◆ 黄精烧鹿肉

配　方：黄精 9 克，鹿肉 250 克，口蘑 50 克，胡萝卜 50 克。葱、姜、炸蒜子、大料、鸡汤各适量。

做　法：鹿肉飞水，以热油下葱、姜、炸蒜子、大料一同炒香，加鸡汤炖至肉熟放口蘑、胡萝卜，再炖 15 分钟即可。

功　效：壮阳益精。

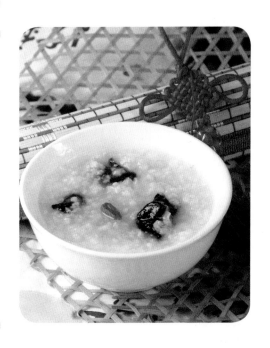

枸杞子

益精明目补肝肾

别　　　名	狗奶子、苟起子、枸杞子豆、血杞子、津枸杞子、枸杞子红实。
性味归经	味甘，性平；归肝、肾经。
用法用量	内服：煎汤，5～15克；或入丸、散、膏、酒剂。

营养成分

氨基酸、枸杞子多糖、胡萝卜素、硫胺素、维生素 B_2、烟酸、维生素 C、甜菜碱、玉蜀黍黄质，酸浆果红素、隐黄质、东莨菪素等。

护肾原理

枸杞子含有丰富的亚油酸、亚麻酸、油酸及多种维生素等成分，有很好的补肾益肝作用，对改善肾病患者腰膝酸痛、眩晕耳鸣、阳痿遗精、内热消渴、目昏不明有较好的效果。

功用疗效

滋补肝肾，益精明目。用于虚劳精亏，腰膝酸痛，眩晕耳鸣，内热消渴，血虚萎黄，目昏不明。

适用人群

中老年人及体质差者适用；肝肾阴虚、腰膝酸软、头晕目眩、视物不清、白内障、夜盲症以及耳鸣耳聋者适用；癌症患者及放疗、化疗后体质虚弱的人适用；肺结核病人适用；心脑血管疾病以及脂肪肝、肝炎患者适用。

注意事项

枸杞子置阴凉干燥处，防闷热，防潮，防蛀。外邪实热，脾虚有湿及泄泻者忌服。

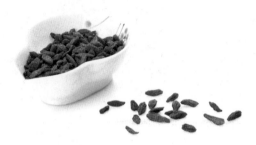

良方妙方

1. 肾虚腰痛：生地黄 25 克，当归 12 克，猪肉 15 克，土牛膝 60 克，大枣 12 枚，枸杞子 9 克，冰糖 25 克。上药加水煎服，每日 1 剂，分 3 次服用。

2. 肾虚遗精：菟丝子 18 克，沙苑子 15 克，枸杞子、夜交藤各 12 克，骨碎补、炒杜仲各 9 克。上药加水煎服，每日 1 剂，分 3 次服用。

经典论述

1.《本草纲目》："滋肾，润肺，明目。"

2.《药性论》："能补益精诸不足，易颜色，变白，明目，安神。"

养生食谱

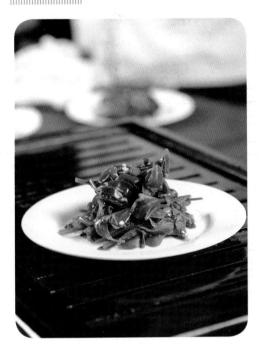

◆ 枸杞子粳米粥

配　方：枸杞子 15 克，粳米 100 克，白糖 20 克。

做　法：

1.将枸杞子、粳米洗净备用；

2.锅中放水 600 毫升，开锅后加粳米文火煮 15 分钟后加枸杞子、白糖煮至黏稠即可。

功　效：滋阴健胃，明目益精。

◆ 枸杞子马齿苋

配　方：马齿苋 200 克，枸杞子 10 克，盐、味精、香油、蒜茸各 1 克。

做　法：

1.将马齿苋去根洗净，用盐水轻烫放入容器中。

2.加盐、味精、香油、蒜茸拌匀即可。

功　效：清毒杀菌。

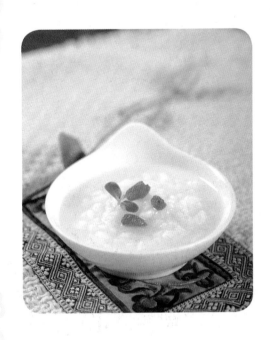

玉竹

❋ 养阴润燥兼护肾

别　　　名　萎蕤、玉参、尾参、小笔管菜、甜草根、靠山竹。

性味归经　味甘，性微寒；归肺、胃经。

用法用量　内服:煎汤，6～12克；熬膏、浸酒或入丸、散。

营养成分

维生素 A、甾苷、玉竹黏液质等。

护肾原理

研究发现，玉竹具有抗氧化作用，可以调节免疫功能、清除自由基，从而减轻对机体组织的损伤，也可增强肾病患者的抵抗能力。

功用疗效

养阴润燥，生津止渴。用于肺胃阴伤，燥热咳嗽，咽干口渴，内热消渴。

适用人群

体质虚弱、免疫力低下的人适用。阴虚燥热、食欲不振的人适用。肥胖者适用。

注意事项

玉竹畏咸卤。痰湿气滞者禁服，脾虚便溏者慎服。

良方妙方

1. 肢体酸软，自汗，盗汗:玉竹25克，丹参12克。水煎服。

2. 小便不畅,小便疼痛:玉竹30克，芭蕉120克。上药水煎取汁，冲入滑石粉10克。分3次饭前服用。

3. 发热口干，小便涩:玉竹150克，煮汁饮之。本方出自《外台秘要》。

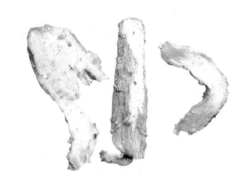

经典论述

1.《本草纲目》:"主风温自汗灼热，及劳疟寒热，脾胃虚乏，男子小便频数，失精，一切虚损。"

2.《神农本草经》:"主中风暴热，不能动摇，跌筋结肉，诸不足。久服去面黑，好颜色，润泽。"

養生食谱

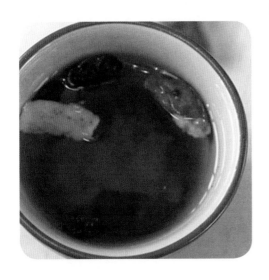

◆ 玉竹山药炖乌鸡

配　方：玉竹 12 克，山药 35 克，乌鸡 1 只（约 500 克），猪油、葱、姜、料酒、盐、胡椒粉、水各适量。

做　法：

1. 玉竹洗净，山药去皮切块飞水备用，乌鸡洗净剁块飞水备用。

2. 将乌鸡、山药、玉竹放入锅中加葱、姜、料酒、盐、胡椒粉、水适量、猪油，用大火烧沸，小火炖 1 小时即可。

功　效：滋阴润肺，温中益气。

◆ 玉竹桑椹茶

配　方：玉竹、桑椹各 12 克，红枣 2 枚。

做　法：将上述材料一起放入杯中，倒入沸水，盖盖子闷泡约 15 分钟后饮用。

功　效：滋阴养血，益气安神。

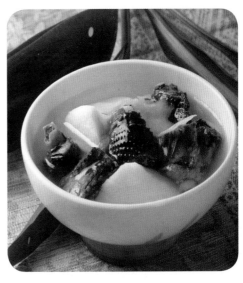

菟丝子

·❂· 固精缩尿补肝肾

别　　　　名	豆寄生、无根草、无娘藤、黄丝、黄丝藤、金黄丝子、缠龙子、龙须子、萝丝子。
性味归经	味甘，性温；归肝、肾、脾经。
用法用量	内服：煎汤，6～15克；或入丸、散。

营养成分

树脂苷、糖类、维生素A类、蒲公英黄质、叶黄素等。

护肾原理

菟丝子对肾病患者来说，可补益肾气，对病情的恢复有一定作用，也可改善肾病患者的尿频等症状。

功用疗效

滋补肝肾，固精缩尿，安胎，明目，止泻。用于阳痿遗精，尿有余沥，遗尿尿频，腰膝酸软，目昏耳鸣，肾虚胎漏，胎动不安，脾肾虚泻；外治白癜风。

适用人群

阳痿、遗精、尿频、尿失禁、白浊及肾虚腰痛的人适用；不孕不育的人适用；脾虚腹泻的人适用；眼睛昏花者适用；孕妇肾虚胎动不安、流产者适用。

注意事项

菟丝子恶蘘菌。阴虚火旺、大便燥结、小便短赤者不宜服。

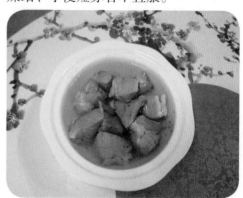

养生食谱

◆ 菟丝子杜仲炖赤肉

配　　方：菟丝子15克，杜仲12克，赤肉250克。

做　　法：菟丝子、杜仲洗净；赤肉切小块氽水一起放入锅中，加清水调味，烧开煮至赤肉软烂即可。

功　　效：消食开胃，温脾止泻，强筋骨。

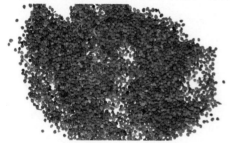

山茱萸

涩精固脱益肝肾

别　　　　名	山萸肉、萸肉、枣皮、药枣、鸡足。
性 味 归 经	味酸、涩，性微温；归肝、肾经。
用 法 用 量	内服：煎汤，5～10克；或入丸、散。

营养成分

山茱萸苷、番木鳖苷、皂苷、鞣质、维生素A样物质、没食子酸、苹果酸、酒石酸等。

护肾原理

山茱萸有补益肝肾、涩精固脱的功效，对治疗肝肾亏损所致的晕眩耳鸣、腰酸等症及由于肾阴不足所致的遗精、尿频等症有明显疗效。

功用疗效

补益肝肾、涩精固脱。用于眩晕耳鸣、腰膝酸痛、阳痿遗精、遗尿尿频、崩漏带下、大汗虚脱、内热消渴。

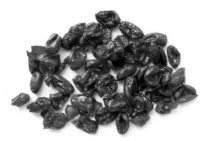

适用人群

肝肾不足、腰膝酸软、耳鸣、眼目昏花的人适用；遗精、阳痿、尿频以及血崩患者适用；肝虚自汗的人适用；五更泻患者适用。

注意事项

山茱萸恶桔梗、防风、防己。强阳不痿的人忌服。体内素有湿热、小便淋涩者忌服。

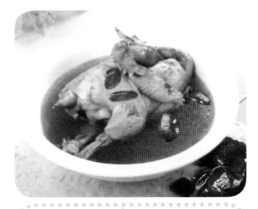

养生食谱

◆ 萸肉蒸鸡

配　　方：山茱萸肉20克，鸡1只，淮山药30克，葱、姜适量。

做　　法：山茱萸肉去核洗净，鸡去净内脏洗净，加入盐、味、料酒、酱油、五香粉、糖、葱姜，抓匀腌渍30分钟，然后在鸡肚子里加山茱萸肉、山药，上笼置于武火蒸45分钟，鸡肉软烂即可食用。

功　　效：补益肝肾，温中益气，补精添髓。

杜仲

固护肾气强筋骨

别　　名　思仲、思仙、石思仙、丝连皮、玉丝皮、扯丝皮。

性味归经　味甘，性温；归肝、肾经。

用法用量　内服：煎汤，6～15克；或浸酒；或入丸、散。

营养成分

杜仲胶、糖苷、维生素C、生物碱、果胶、脂肪酸、树脂、有机酸、酮糖、醛糖、绿原酸、钾。

护肾原理

杜仲是一味补肝肾、强筋骨之良药，含有的杜仲绿原酸有兴奋垂体、肾上腺皮质系统、持续增强肾上腺皮质功能的作用，可以助阳补肾，适宜肾病患者食用。

功用疗效

补肝肾，强筋骨，安胎。用于肾虚腰痛、筋骨无力、妊娠漏血、胎动不安、高血压。

适应人群

阳痿、尿频以及腰膝酸软、下肢无力者适用。高血压病患者适用。小儿麻痹症患者适用。孕妇需要安胎者适用。

注意事项

杜仲恶蛇皮、元参。阴虚火旺者慎服。

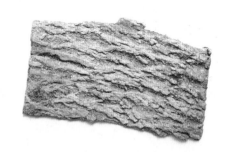

良方妙方

1. 肾阳虚衰所致的早泄：杜仲、肉苁蓉、覆盆子、五味子、怀牛膝、益智仁、当归各10克，熟地黄15克，菟丝子、枸杞子各12克，炒刺猬皮3克（另包，研末冲服）。水煎服。每日1剂，每日2次。15天为一个疗程。本方具有补精、温阳、固涩的功效。

2. 腰痛：杜仲500克，五味子半升。二物切，分14剂，每夜取1剂，以水200毫升，浸至五更，煎三分减一，滤取汁，以羊肾3枚，切下之，再煮三五沸，如做羹法，空心顿服。用盐醋和之亦得。本方出自《箧中方》。

养生食谱

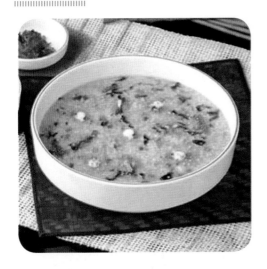

◆ 牛蒡杜仲羹

配　方：牛蒡 100 颗，鹌鹑 3 只，杜仲 30 克，枸杞子 15 克，生姜 8 克，红枣 10 克，精盐适量。

做　法：

1. 鹌鹑去内脏洗净；

2. 牛蒡、杜仲、枸杞子洗净，红枣去核洗净；

3. 将洗净的鹌鹑与牛蒡、杜仲、枸杞子、去核红枣、生姜一起放入锅内，加水适量，用武火煮沸，再转用文火烧 3 小时，加精盐调味即可。

功　效：补益肝肾，强肾壮骨。

◆ 杜仲腰花

配　方：杜仲 25 克，猪腰 200 克，香芹 50 克，食用油适量。

做　法：

1. 猪腰去臊洗净，切花刀；

2. 码味上浆水备用。香芹切段，杜仲煎取浓汁备用。

3. 锅中留底油煸香葱、姜，入香芹、腰花、盐、味精、胡椒粉、杜仲汁，烹料酒大火炒匀即可。

功　效：健脾益肾。

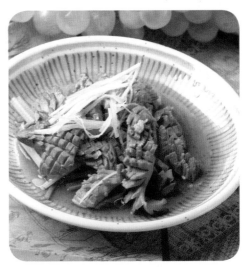

黄芪

⟶ 利水消肿补气血

别　　　名　绵芪、绵黄芪、黄蓍。

性 味 归 经　味甘，性温；归肺、脾经。

用 法 用 量　煎服，9～30克。蜜炙可增强其补中益气作用。

营养成分

皂苷、蔗糖、多糖、氨基酸、叶酸、硒、锌、铜等。

护肾原理

黄芪可以抗自由基，对肾病综合征的高胆固醇血症具有明显调节作用，可改善动静脉瘘所致心衰患者的心室收缩与舒张功能。口服黄芪能显著减少尿蛋白并有利尿作用，还可使肾病患者血浆蛋白达到正常范围。目前常用于各种急、慢性肾炎、肾病及肾衰的防治。

功用疗效

补气固表，利尿排毒，排脓，敛疮生肌。用于气虚乏力，食少便溏，中气下陷，久泻脱肛，便血崩漏，表虚自汗，气虚水肿，痈疽难溃，久溃不敛，血虚萎黄，内热消渴；慢性肾炎蛋白尿，糖尿病。

适应人群

体虚浮肿及肾炎患者适用；脾胃虚弱、食欲不振、身体乏力的人适用；感冒、哮喘、病毒性心肌炎患者适用；自汗、盗汗的人适用；痈疽不溃、疮口不愈合的患者适用；胃下垂、子宫脱垂者适用。

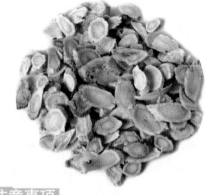

注意事项

黄芪恶习龟甲、白鲜皮，反藜芦，畏五灵脂、防风。实证和阴虚阳盛者忌用。

良方妙方

1. 急性肾炎水肿：用于阳气不足所致的虚性水肿，并常与防己、茯苓、白术等合而用，方如防己黄芪汤。

2. 慢性肾炎水肿、脾肾虚：常与党参、白术、茯苓同用。

经典论述

1.《神农本草经》："主治痈疽，久败疮，排脓止痛……补虚。"

2.《本草汇言》："补肺健脾，实卫敛汗，祛风运毒之药也。"

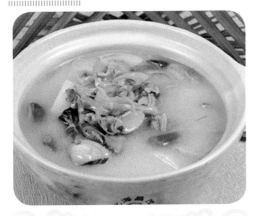

◆ 黄芪甘草鱼汤

配　方：虱目鱼肚 1 片，芹菜少许，盐、味精、太白粉适量，防风、甘草各 5 克，白术 10 克，红枣 3 颗，黄芪 9 克。

做　法：

1.将虱目鱼肚洗净，切成薄片，放少许太白粉，轻轻搅拌均匀，腌渍 20 分钟，备用。

2.药材洗净、沥干，备用。

3.锅置火上，倒入清水，将药材与虱目鱼肚一起煮，用大火煮沸，再转入小火续熬至味出时，放适量盐、味精调味，起锅前加入适量芹菜即可。

功　效：益气，补血壮阳，增强抵抗力。

◆ 黄芪清汤鱼唇

配　方：黄芪 12 克，鱼唇 100 克，竹笋 50 克。

做　法：鱼唇改刀成块飞水备用，竹笋改刀成菱形块，黄芪入清汤加盐味精同煮 10 分钟，下鱼唇、竹笋炖煨入味即可。

功　效：补气滋阴。

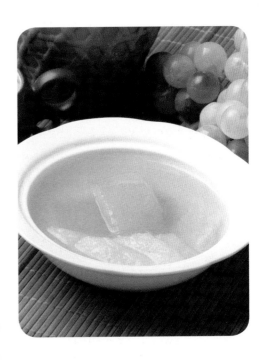

五味子

滋肾敛肺安心神

别　　　　名	北五味子、辽五味子、五梅子、会及、面藤子、血藤子。
性 味 归 经	味酸、甘，性温；归肺、心、肾经。
用 法 用 量	内服：煎汤，3～6克；熬膏；或入丸、散。

营养成分

维生素、类黄酮、植物固醇、五味子素、脱氧五味子素、新五味子素、五味子醇等。

护肾原理

五味子中含有丰富的维生素（甲素、乙素、维生素C、醇甲、醇乙、酯甲、酯乙等），这些物质能降低转氨酶的释放，使ALT活性运行减慢，从而有保肝护肾的功效。

功用疗效

收敛固涩，益气生津，补肾宁心。用于久咳虚喘，梦遗滑精，遗尿尿频，久泻不止，自汗，盗汗，津伤口渴，短气脉虚，内热消渴，心悸失眠。

适应人群

遗精、久泻的人适用；口干渴者、自汗、盗汗的人适用；休克、虚脱者适用；患有听力下降、眼疾的人适用。

注意事项

五味子应置通风干燥处，防霉。外有表邪、内有实热者忌服。咳嗽初起、痧疹初发者忌服。肝旺吞酸者忌服。

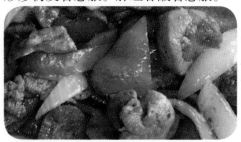

养生食谱

◆ 五味子爆羊腰

配　方：羊腰500克，杜仲15克，五味子6克，植物油、太白粉、酱油、葱、姜、料酒各适量。

做　法：

1.将杜仲、五味子洗净，放入锅中，加适量的水，一同煎煮40分钟左右，然后去掉浮渣，加热熬成稠液，备用。

2.羊腰洗净，处理干净筋膜和臊线，切成小块的腰花，用芡汁裹匀。

3.烧热油锅，放入腰花爆炒，熟嫩后，再加入调味料等出锅即可。

功　效：补肝益肾，强腰，壮阳益胃。

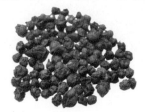

芡实

——⁂ 益肾固精兼补脾

别　　　名	鸡头米、鸡头苞、鸡头果、鸡头实、鸡瘫、鸡头、雁头、乌头。
性味归经	味甘、涩，性平；归脾、肾经。
用法用量	内服：煎汤，15～25克；或入丸、散。

营养成分

蛋白质、碳水化合物、钙、磷、铁、维生素 B_1、维生素 B_2、烟酸、维生素 C、胡萝卜素等。

护肾原理

芡实益肾而长于收涩，能固下元，故可涩精缩尿，用治梦遗滑精、小便失禁等症，常与金樱子、桑螵蛸、菟丝子等配伍同用。

功用疗效

益肾固精，补脾止泻，祛湿止带。用于梦遗滑精，遗尿尿频，脾虚久泻，白浊，带下。

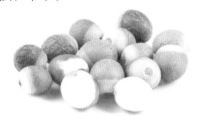

适应人群

白带多、肾亏腰脊背酸的妇女适用；体虚尿多的儿童、小便频繁的老人适用；遗精早泄、慢性腹泻、慢性肠炎的患者适用。

注意事项

芡实宜用慢火炖煮至烂熟，细嚼慢咽，一次不要吃太多。分娩后的妇女忌食。大小便不利者禁服。食滞不化者慎服。

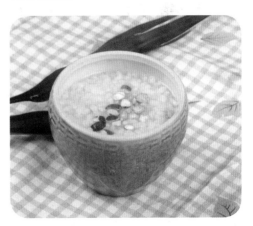

养生食谱

◆ 芡实糯米粥

配　　方：芡实 30 克，鲜白果 7 颗，糯米 120 克。

做　　法：芡实洗净浸泡 10 小时，白果去外衣切片，糯米洗净备用。砂锅加水煮开后放糯米、芡实、白果熬至黏稠且熟烂即可。

功　　效：固肾涩精，敛肺止咳。

知母

清热泻火滋肾阴

别　　　名　蚳母、连母、韭逢、东根、蒜辫子草、兔子油草、山韭菜、穿地龙、淮知母。

性 味 归 经　味苦、甘，性寒；归肺、胃、肾经。

用 法 用 量　内服：煎汤，6～12克；或入丸、散。

营养成分

知母皂苷、知母多糖、对-羟苯基巴豆油酸、二十五烷酸乙烯酯、β-谷甾醇、杜果苷、烟酸、烟酰胺、泛酸等。

护肾原理

知母能滋肾阴、润肾燥而退骨蒸，故有清泻肾火之功效，可用于阴虚火旺、骨蒸潮热、盗汗、心烦等症。肾病患者多有阴虚内热而出现腰酸乏力、五心烦热、舌红苔少、脉细数等症，服用知母即可改善这些症状。

功用疗效

清热泻火，生津润燥。用于外感热病，高热烦渴，肺热燥咳，骨蒸潮热，内热消渴，肠燥便秘。

适应人群

阴虚火旺，骨蒸潮热、盗汗、心烦不眠的人适用；高热、肺燥咳嗽、口干的人适用；肠燥便秘的人适用。

注意事项

知母勿用铁器煎熬或盛置。不能过量食用，否则可致腹泻。脾虚便溏者不宜。

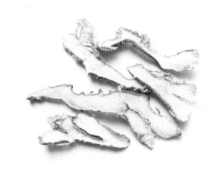

良方妙方

伤寒邪热内盛，齿牙干燥，烦渴引饮，目昧唇焦；知母15克，石膏9克，麦冬6克，甘草3克，人参24克。水煎服。本方出自《伤寒蕴要》。

经典论述

1.《神农本草经》："主消渴热中，除邪气，肢体浮肿，下水，补不足，益气。"

2.《日华子本草》："通小肠，消痰止嗽，润心肺，补虚乏，安心止惊悸。"

3.《名医别录》："疗伤寒久疟烦热，胁下邪气，膈中恶及风汗内疸。"

养生食谱

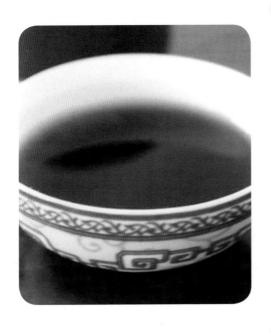

◆ 知母炒芥蓝

配　方：知母 15 克，芥蓝 200 克，银杏 50 克。葱、姜、盐、味精、淀粉、食用油各适量。

做　法：

1. 芥蓝、银杏飞水备用，知母水泡透煮熟备用。

2. 锅中烧底油煸香葱、姜下芥蓝，知母调盐、味精勾芡炒匀即可。

功　效：清热泻火。

◆ 防己知母茶

配　方：防己 10 克，知母 10 克，大枣 1 枚。

做　法：将上述原料放入杯中，用沸水冲泡 10 分钟，代茶饮。

功　效：清热润燥，祛湿。

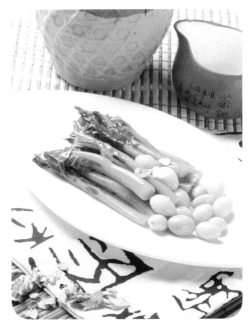

玄参

●⟶❖ 滋阴润燥壮肾水

别　　　名	元参、浙玄参、黑参、乌元参重台、鬼藏、正马、鹿肠、馥草、黑参。
性 味 归 经	味甘、苦、咸;性微寒;归肺、胃、肾经。
用 法 用 量	内服:煎汤,9～15克;或入丸,散。外用:捣敷或研末调敷。

营养成分

挥发油、植物甾醇、油酸、亚麻酸、糖类、左旋天冬酰胺、生物碱等。

护肾原理

玄参有滋阴润燥、壮肾水以制虚火、清上彻下的功效,是清泻肾火、凉血解毒之佳品,对肾阴虚所致的骨蒸劳热、消渴的症状有较好的作用。

功用疗效

凉血滋阴,泻火解毒。用于热病伤阴,舌绛烦渴,温毒发斑,津伤便秘,骨蒸劳嗽,目赤,咽痛,瘰疬,白喉,痈肿疮毒。

适应人群

伤寒发热者适用。咽喉肿痛、口渴、小便不利者适用。神经衰弱、眼睛红赤者适用。

注意事项

玄参使用时勿令犯铜。玄参恶黄芪、干姜、大枣、山茱萸,反黎芦。脾胃有湿及脾虚便溏者忌服。

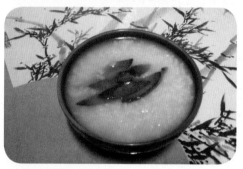

养生食谱

◆ 玄参猪肝粥

配　　方:玄参12克,猪肝100克,粳米130克。

做　　法:

1. 猪肝切片洗净备用;

2. 玄参、粳米洗净加水熬至黏稠,放入猪肝煮至断生,调盐味即可。

功　　效:滋阴降火,养血明目。

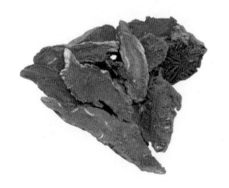

龟甲

养血强骨滋肾阴

别　　　名	龟板、乌龟板、乌龟壳、烫板、血板、下甲。
性味归经	味咸、甘，性微寒；归肝、肾、心经。
用法用量	内服：煎汤，15 ~ 40克；熬膏或入丸、散。

营养成分

动物胶、角蛋白、脂肪、钙、磷、18种氨基酸等。

护肾原理

龟甲含谷胶质、水解物、多种氨基酸、蛋白质、脂肪及钙盐等，肾病患者食用可促进肝脏合成蛋白质，减少肾脏排出的蛋白质，缓解蛋白尿症状。龟甲滋阴效果好，能缓解肾病患者出现潮热盗汗、头晕目眩等阴虚症状。

功用疗效

滋阴潜阳，益肾强骨，养血补心。

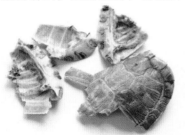

用于阴虚潮热，骨蒸盗汗，头晕目眩，虚风内动，筋骨痿软，心虚健忘。

适用人群

失眠健忘、心悸心烦及盗汗的人适用；肝肾亏虚、头晕目眩、耳鸣眼胀者适用；腰膝酸软、手足抽搐的人适用；经血失调的妇女适用；血热出血的人适用。

注意事项

龟甲恶沙参、蜚蠊。孕妇或胃有寒湿者忌服。

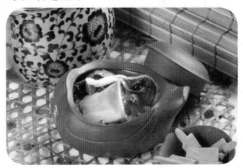

养生食谱

◆ 龟肉山药煲猪肚

配　　方：乌龟1只，山药60克，猪肚2个。

做　　法：乌龟宰后洗净剁成小块飞水，猪肚飞水切成大块，山药切成滚刀块，砂锅加入奶汤放入原料，慢火煲至乌龟软烂，汤汁浓白，加盐、味精调好味即可。

功　　效：益阴补血，滋阴潜阳，补肾健骨，补中益气。

鹿茸

益精养血壮肾阳

别　　　名　斑龙珠。

性味归经　味甘、咸，性温；归肾、肝经。

用法用量　内服：研粉冲服，1～3克；或入丸剂，亦可浸酒服。

营养成分

磷脂、糖脂、胶脂、激素、脂肪酸、氨基酸、蛋白质及钙、磷、镁、钠等。

护肾原理

鹿茸有补肾填精的功效，可以用于治疗肾阳虚衰、精血不足引发的肾病。

功用疗效

壮肾阳，益精血，强筋骨，调冲任，托疮毒。用于阳痿滑精，宫冷不孕，羸瘦，神疲，畏寒，眩晕耳鸣耳聋，腰脊冷痛，筋骨痿软，崩漏带下，阴疽不敛。

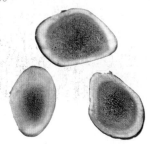

适用人群

体虚、久病易疲劳的人宜服；筋骨无力、骨折的人适用；性功能减退者适用；妇女带下、崩漏、宫冷不孕适用；耳聋目昏、失眠健忘者适用。

注意事项

鹿茸置阴凉干燥处，密闭，防蛀；阴虚内热的人忌用；伤风感冒、高血压患者忌用。

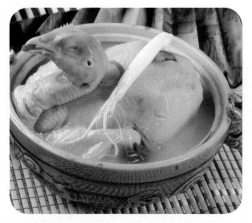

养生食谱

◆ 鹿茸炖乳鸽

配　方：鹿茸片10克，乳鸽2只，淮山药30克，红枣10枚。

做　法：将乳鸽宰杀去内脏洗净，山药切成滚刀块，砂锅中放清水，下入乳鸽、山药、红枣、鹿茸，炖至鸽软烂即可食用。

功　效：壮肾阳，益精血，强筋骨，温中补气，补益五脏。

桑椹

·⟶⟩ 滋阴养血补肝肾

别　　　名	桑实、乌葚、文武实、黑葚、桑枣、桑椹子、桑果、桑粒。
性味归经	味甘，性寒；归心、肝、肾经。
用法用量	内服：煎汤，10～15克；或熬膏、浸酒、生啖；或入丸、散。

营养成分

葡萄糖、鞣酸、苹果酸、维生素 B_1、维生素 B_2、维生素 C、胡萝卜素、脂肪酸、钙等。

护肾原理

桑椹含有丰富的活性蛋白、维生素等成分，对于阴血不足而致的耳鸣、腰膝酸软的肾病患者有一定的作用。

功用疗效

补血滋阴，生津润燥。用于眩晕

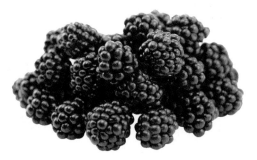

耳鸣，心悸失眠，须发早白，津伤口渴，内热消渴，血虚便秘。

适用人群

免疫力低下、须发早白、腰膝酸软的人适用。大便干结、消渴口干的人适用。头晕目眩、耳鸣心悸、烦躁失眠的人适用。

注意事项

桑椹不可多食久服，否则易致鼻出血。脾胃虚寒腹泻的人勿服。孕妇忌用。小儿不宜服用。

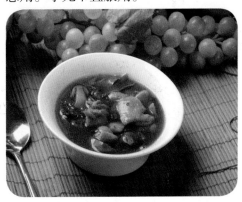

养生食谱

◆ 桑椹烩鸡球

配　方：桑椹25克，仔鸡肉200克，草菇30克，枸杞子6克。

做　法：仔鸡肉码味上浆滑熟，加清汤、桑椹、草菇、枸杞子、盐、鸡粉、味精、胡椒粉勾芡即可。

功　效：补肾益精。

女贞子

强健腰膝滋肾阴

别　　　名　爆格蚤、冬青子、女贞实、爆格蚤、白蜡树子、鼠梓子。

性味归经　味甘、苦，性凉；归肝、肾经。

用法用量　内服：煎汤，6～15克；或入丸剂。

营养成分

女贞子苷、洋橄榄苦苷、齐墩果酸、葡萄糖苷、桦木醇、磷脂酰胆碱、钾、钙、镁、钠、锌、铁、锰、铜、镍、铬等。

护肾原理

女贞子具有滋补肾阴、强健腰膝等功效，可用于治疗肾病患者阴虚内热、头晕目花、耳鸣、腰膝酸软、须发早白等症状。

功用疗效

滋补肝肾，明目乌发。用于眩晕耳鸣，腰膝酸软，须发早白，目暗不明。

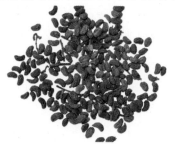

适用人群

肝肾阴虚、腰酸耳鸣、须发早白的人适用；眼目昏花、视物不明的人适用；阴虚发热、胃病患者适用；痛风、高尿酸血症患者适用；冠心病、高脂血症、高血压、慢性肝炎患者适用；大便虚秘的老年人适用。

注意事项

女贞子应置干燥处存放，防潮、防蛀。脾胃虚寒泄泻及阳虚者忌服。

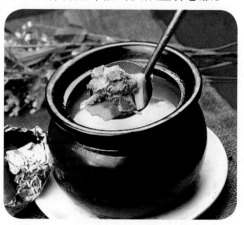

养生食谱

◆ 女贞子脊骨汤

配　　方：猪脊骨250克，女贞子20克，杜仲15克，盐适量。

做　　法：将猪脊骨洗净，同女贞子、杜仲一同放砂锅中，加适量清水，炖约1小时，加盐调味即可。

功　　效：滋补肾阴，填补精髓。

薏苡仁

健脾渗湿清热

别　　　名　薏仁、苡仁、薏米、薏珠子、赣米、感米、米仁。

性 味 归 经　味甘、淡，性凉；归脾、胃、肺经。

用 法 用 量　内服：煎汤，10～30克。

营养成分

蛋白质、脂肪、碳水化合物、维生素 B_1、多种氨基酸、薏苡素、薏苡酯、三萜化合物等。

护肾原理

肾病综合征患者常伴有胃肠道黏膜水肿及腹水，服用薏苡仁，一方面是薏苡仁的营养物质有利于肾病患者补充体内所需的营养；另一方面也能通过利尿改善水肿、腹水等状态。

功用疗效

健脾渗湿，除痹止泻，清热排脓。用于水肿，脚气，小便不利，湿痹拘挛，脾虚泄泻，肺痈，肠痈，扁平疣。

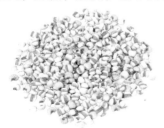

适用人群

癌症患者适用。关节炎患者适用。急慢性肾炎水肿、面浮肢肿、脚气病浮肿者适用。疣赘、青年性扁平疣、寻常性赘疣、传染性软疣以及其他皮肤营养不良粗糙者适用。肺痿、肺痈者适用。

注意事项

薏苡仁性寒，不宜长期大量食用，一般不要超过 7 日，否则会导致肾阳虚，体质下降，抵抗力降低，甚至会导致不育不孕。脾虚、大便燥结及孕妇慎服。津液不足者慎用。

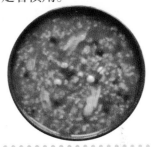

养生食谱

◆ 薏苡仁苦瓜红豆粥

配　　方：薏苡仁、红豆各 50 克，苦瓜 30 克，粳米 100 克。

做　　法：

1. 将薏苡仁用温水泡 30 分钟洗净备用，苦瓜洗净去瓤切片备用。

2. 锅上火加水适量，放入粳米和薏苡仁，煮八成熟，放入苦瓜煮熟成粥即可。

功　　效：健脾消肿，清热解毒。

泽泻

●─❀→ 利水化浊清湿热

别　　　名	水泽、天秃、车苦菜、一枝花、如意花、天鹅蛋。
性味归经	味甘，性寒；归肾、膀胱经。
用法用量	内服：煎汤，6～12克；或入丸、散。

营养成分

胆碱、卵磷脂、泻醇、糖、钾、钙、镁等。

护肾原理

泽泻有利水、泄热、化浊的功效，用于治疗小便短赤、蛋白尿等病症。

功用疗效

利小便，清湿热。用于小便不利，水肿胀满，泄泻尿少，痰饮眩晕，热淋涩痛，高血脂。

适用人群

小便不利、水肿症患者适用。头晕、耳鸣、目昏者适用。腹泻、呕吐者适用。妇女带下、淋浊者适用。

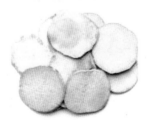

注意事项

泽泻畏海蛤、文蛤。肾虚精滑者忌用。

良方妙方

妊娠遍身浮肿，上气喘急，大便不通，小便赤涩：泽泻、桑白皮（炒）、槟榔、赤茯苓各1.5克。姜水煎服。本方名为泽泻散，出自《妇人良方》。

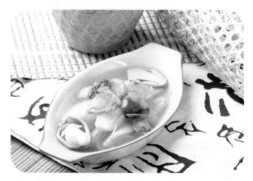

养生食谱

◆ 泽泻上汤娃娃菜

配　方：泽泻20克，娃娃菜200克，炸蒜仔25克，草菇25克，葱、姜、盐、味精、食用油各适量。

做　法：

1.泽泻煎取浓汁，娃娃菜改刀成长条飞水。

2.锅置火上，加食用油煸香葱、姜，加清汤、草菇、炸蒜仔、盐、味精、娃娃菜，煮开即可。

功　效：利水渗湿。

金钱草

利尿祛湿消水肿

别　　　名	神仙对坐草、地蜈蚣、蜈蚣草、铜钱草、野花生、仙人对坐草。
性 味 归 经	味甘、咸，性微寒；归肝、胆、肾、膀胱经。
用 法 用 量	内服：煎汤，15～60克，鲜品加倍；或捣汁饮。外用：适量，鲜品捣敷。

营养成分

黄酮类、对–羟基苯甲酸、尿嘧啶、氯化钠、氯化钾、亚硝酸盐、环腺苷酸、环鸟苷酸、多糖和钙、镁、铁、锌、铜、锰、镉、镍、钴等。

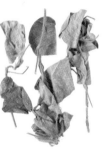

护肾原理

金钱草有利尿通淋的功效，用于治疗肾病患者小便短赤、涩痛等症状。

功用疗效

利湿退黄，利尿通淋，解毒消肿，主治肝胆及泌尿系结石、肾炎水肿、湿热黄疸、疮毒痈肿、跌打损伤等。

适应人群

适宜黄疸、水肿、膀胱结石、疟疾、肺痈、咳嗽、吐血、淋浊、带下、风湿痹痛、小儿疳积、惊痫、痈肿、疮癣、湿疹患者。

注意事项

凡阴疽诸毒、脾虚泄泻者，忌捣汁生服。

良方妙方

1. 肾盂肾炎：金钱草、鹿含草、马鞭草、夏枯草、益母草、旱莲草、车前草、黄芪各30克，水煎服，每日1剂。

2. 肾结石：鸡内金15克，金钱草、海金沙各10克。海金沙纳入纱布袋中，再与另二味加水同煎，去渣取汁，即成。代茶频饮。

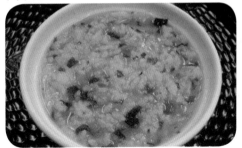

养生食谱

◆ 金钱草清热粥

配　方：金钱草15克，粳米50克，冰糖15克。

做　法：

1. 金钱草洗净，水煎取汁。

2. 粳米淘洗干净，倒入药汁，加水适量，煨煮成粥，加入冰糖搅拌溶化即可。

功　效：清热祛湿，利胆退黄。

茯苓

利水渗湿能安神

别 名	杜茯苓、茯菟、松腴、不死面、松薯、松木薯、松苓。
性味归经	味甘、淡，性平；归心、肺、脾、肾经。
用法用量	内服：煎汤，10～15克；或入丸散。

营养成分

蛋白质、脂肪、甾醇、卵磷脂、葡萄糖、钾、β-茯苓聚糖、树胶、甲壳质、腺嘌呤、组氨酸、胆碱、脂肪酶、蛋白酶、乙酰茯苓酸、茯苓酸等。

护肾原理

茯苓利水渗湿的功效，能用于改善肾病患者水肿、蛋白尿等症状。

功用疗效

利水渗湿，健脾宁心。用于水肿尿少，痰饮眩悸，脾虚食少，便溏泄泻，心神不安，惊悸失眠。

适应人群

身体免疫低下的人适用；水肿症患者适用；腹泻、大便稀薄的人适用；心神不安、心性失眠的人适用。

注意事项

茯苓恶白敛，畏牡蒙、地榆、雄黄、秦艽、龟甲，忌米醋。虚寒精滑或气虚下陷者忌用。

良方妙方

1. 肾盂肾炎：茯苓、白花蛇舌草、车前草、败酱草各30克，大蓟、小蓟、茅根、茜草根各10克。水煎服，每日1剂。

2. 小便多、滑数不禁：白茯苓（去黑皮）、干山药（去皮，白矾水内湛过，慢火焙干）各等分，为细末，以稀米汤调服。本方出自《儒门事亲》。

3. 皮水，四肢肿，水气在皮肤中，四肢聂聂动者：防己150克，黄芪150克，桂枝150克，茯苓300克，甘草100克。上药加水6升，煮取2升，分3次温服。本方名防己茯苓汤，出自《金匮要略》。

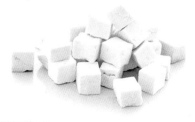

经典论述

1.《神农本草经》："主胸胁逆气，忧恚惊邪恐悸，心下结痛，寒热烦满，咳逆，口焦舌干，利小便。"

2.《日华子本草》："补五劳七伤，安胎，暖腰膝，开心益智，止健忘。"

养生食谱

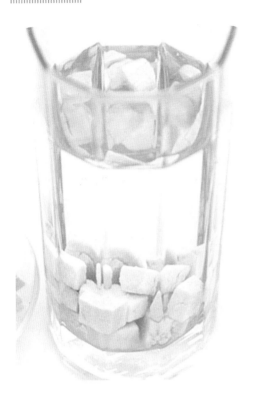

◆ 茯苓莲藕粥

配　方：茯苓 15 克，莲藕 100 克，大枣 50 克，粳米 80 克，糖 15 克。

做　法：

1.粳米洗净，莲藕去皮洗净切丁，茯苓磨粉，大枣洗净待用。

2.将粳米加水适量煮粥，待粥将熟时放入茯苓粉、红枣、藕丁，煮熟后加白糖搅匀即可。

功　效：健脾开胃，利水滋阴。

◆ 茯苓蜂蜜茶

配　方：茯苓 10 ~ 15 克，蜂蜜适量。

做　法：在杯中放入茯苓及适量沸水，闷泡 10 分钟，调入蜂蜜即可。

功　效：健脾和胃，渗湿利水，宁心安神。

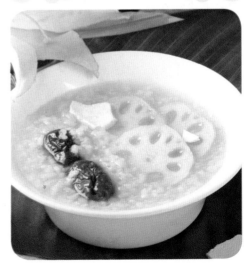

金樱子

❖ 固精缩尿又止泻

别　　名	倒挂金钩、刺头、糖罐子、黄茶瓶。
性味归经	味酸、甘、涩，性平；归肾、膀胱、大肠经。
用法用量	内服：煎汤，9 ~ 15 克；或入丸、散，或熬膏。

营养成分

维生素 C、苹果酸、柠檬酸、鞣酸、糖类、树脂等。

护肾原理

金樱子中含有大量的酸性物质和皂苷，具有制约膀胱括约肌、延长排尿时间间隔、增加每次排出尿量的作用，可用于肾病患者小便频数之症，起固肾涩精作用。

功用疗效

固精缩尿，涩肠止泻。用于遗精滑精，遗尿尿频，崩漏带下，久泻久痢。

适用人群

遗精滑精、遗尿尿频的人适用；

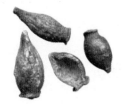

妇女带下过多、子宫脱垂、崩漏者适用；腹泻、痢疾、脱肛的人适用；久病咳喘者适用。

注意事项

金樱子不宜与黄瓜、猪肝同食。有实火、邪热者忌服。

良方妙方

梦遗，精不固：金樱子 5000 克，剖开去子毛，杵碎。加水 400 毫升，煎成药膏。每次 1 匙，内服。本方名为金樱子膏，出自《明医指掌》。

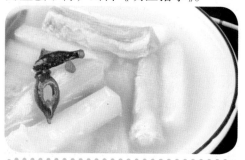

养生食谱

◆ 金樱子萝卜炖牛筋

配　方：金樱子 90 克，萝卜 150 克，牛筋 300 克，蒜子 10 粒。

做　法：金樱子用清水洗净加水蒸至 10 分钟留汁液备用；萝卜去皮改刀成粗条；牛筋加葱、姜、清水炖熟，改刀成条备用。锅中放入少量的油，加入蒜子炒香，入牛筋、金樱子、汤汁、清水、萝卜调味烧熟即可。

功　效：固精泻肠，止咳化痰，强健筋骨。

补骨脂

温肾助阳通命门

别　　　名	破故纸、和兰苋、胡韭子、补骨鸱、黑故子、胡故子。
性味归经	味辛、苦，性温；归肾、脾经。
用法用量	内服：煎汤，6～15克；或入丸、散。

营养成分

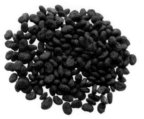

香豆精类、黄酮类、单萜酚类、挥发油、皂苷、补骨脂乙素、补骨脂多糖、钾、锰、钙、铁、铜、锌、砷、硒等。

护肾原理

补骨脂是一味补肾药，对中老年人肾虚和脾肾两虚有畏寒、腰酸、尿频、前列腺肥大，或有冠心病等慢性病、容易感冒等处于亚健康状态的人，能提高免疫功能，提高激素水平，扩张冠状动脉、强心、抗癌。常服补骨脂与枸杞子、党参、灵芝等益气补肾药，能改善症状，增进健康。

功用疗效

温肾助阳，纳气，止泻。用于阳痿遗精，遗尿尿频，腰膝冷痛，肾虚作喘，五更泄泻；外用治白癜风、斑秃。

适应人群

肾虚、阳痿、遗精、遗尿以及腰酸腿疼患者适用；牛皮癣、白癜风患者适用；肾虚咳喘者适用；脾虚腹泻者适用。

注意事项

补骨脂恶甘草，忌诸血。阴虚火旺者忌服。

良方妙方

腰疼：补骨脂为末，以温酒送下6克。

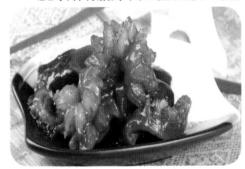

养生食谱

◆ 补骨脂烧鹿鞭

配　方：补骨脂30克，冬笋、冬菇、糖各50克，鹿鞭100克。

做　法：补骨脂洗净烘干，研成细粉，鹿鞭洗净，切5厘米的段打一字刀，下入沸水中烫透捞出；冬菇、油菜洗净切片。锅内放油，下入葱姜爆香，下鹿鞭、补骨脂粉煨制软烂，勾芡即可。

功　效：补肾助阳，滋阳养血。

川牛膝

补益肝肾利关节

别　　　名　天全牛膝、拐牛膝、大牛膝、白牛膝、甜川牛膝、甜牛膝、龙牛膝。

性 味 归 经　味甘、微苦，性平；归肝、肾经。

用 法 用 量　内服：煎汤，6～10克；或入丸、散；或泡酒。

营养成分

生物碱、怀苋甾酮、头花蒽草甾酮等。

护肾原理

牛膝中含有的多糖能恢复免疫系统的创伤，起到恢复肾功能、增强人体骨髓造血功能的作用。肾病患者服用可增强体质，补益肾气，并能控制病情的发展。

功用疗效

逐瘀通经，通利关节，利尿通淋。用于经闭癥瘕，胞衣不下，关节痹痛，足痿痉挛，尿血血淋，跌扑损伤。

适应人群

腰腿疼痛、风湿关节痛者适用。血瘀闭经、痛经、难产者适用。患有肾炎、前列腺炎、膀胱炎、尿路结石等泌尿系统疾病的人适用。

注意事项

川牛膝应置阴凉干燥处，防潮。妇女月经过多者及孕妇禁用。梦遗滑精者忌用。

良方妙方

急性肾盂肾炎：蒲公英30克，川牛膝、生大黄、炒栀子各10克，萹蓄、瞿麦各20克。水煎服。每日1剂，分2次服用。本方具有清热利湿通淋的功效。

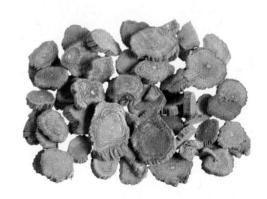

经典论述

1.《药材资料汇编》："治打扑刀伤，有缓和疼痛之效。"

2.《中药材手册》："功多祛风利湿，其他和怀牛膝相同。"

3.《四川中药志》："祛风利湿，通经散血。治寒湿腰腿骨痛，足痿痉挛，妇女经闭及癥瘕、淋病、尿血、阳痿、失溺。"

养生食谱

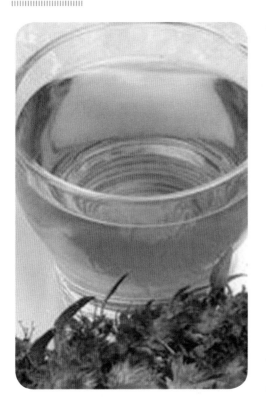

◆ 川牛膝桃仁粥

配　方：川牛膝 10 克，桃仁 25 克，粳米 50 克。

做　法：

1. 把川牛膝洗净，桃仁用温水泡 5 分钟去皮。

2. 锅中加水 500 克下入川牛膝、桃仁和洗好的粳米，用慢火煮 30 分钟，加入少许冰糖再煮 5 分钟，起锅即可。

功　效：活血去痰，祛风消肿。

◆ 川牛膝茶

配　方：川牛膝 5 克，花茶 3 克。

做　法：以上原料放入杯中，用 200 毫升沸水冲泡后饮用，冲饮至味淡。

功　效：活血祛瘀，消痈散肿，止痛。

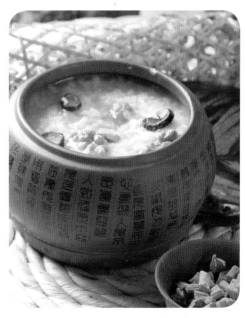

淫羊藿

·3· 补肾阳，强筋骨

别　　　名	三枝九叶草、三叉风、羊角风、三角莲、仙灵脾、牛角花。
性味归经	味辛、甘，性温；归肝、肾经。
用法用量	内服：煎汤，3~9克；浸酒、熬膏或入丸、散。

营养成分

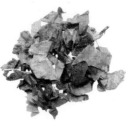

淫羊藿苷、挥发油、蜡醇、卅一烷、植物甾醇、鞣质、脂肪酸等。

护肾原理

淫羊藿辛以润肾，甘温益阳气，入肾而助元阳，即是补肾气，特别适用于老人及虚寒所致的不举、小便不利，得淫羊藿补肾助阳从而利小便。

功用疗效

补肾阳，强筋骨，祛风湿。用于阳痿遗精，筋骨痿软，风湿痹痛，麻木拘挛，更年期高血压。

适应人群

年老精气不足、健忘、骨质疏松的人适用；肾阳虚、尿频、阳痿、遗精、不孕不育及腰膝冷痛者适用；风湿痹痛患者适用；肾虚喘咳的人适用；妇女更年期高血压者适用。

注意事项

淫羊藿分为大叶淫羊藿、心叶淫羊藿、箭叶淫羊藿等多种，不论哪种，以梗少、叶多、色黄绿、不破碎者为佳。阴虚火旺者不宜服。

良方妙方

阳痿：淫羊藿18克，菟丝子、枸杞子、葎草各12克，仙茅、续断各9克，甘草6克。上药共研粉末。每次9克，加蜂蜜以开水冲服，每日3次。

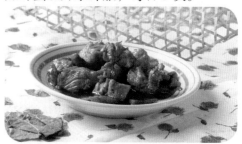

养生食谱

◆ 淫羊藿松茸烧羊肉

配　　方：淫羊藿35克，松茸50克，羊肉300克。

做　　法：淫羊藿洗净蒸软，松茸洗净；羊肉切块飞水。锅内放少许油爆香葱、姜，下羊肉、松茸、淫羊藿翻炒。加水、盐、味精、鸡粉炖至羊肉软烂即可。

功　　效：补肾壮阳，润肠通便，益气补虚，温中。

第四章

穴位理疗——养肾护肾功效大

第一节　经穴理疗一点通

找准穴位的方法技巧

正确取穴对艾灸、拔罐、按摩、刮痧疗效的关系很大。因此，准确地选取俞穴，也就是俞穴的定位，一直为历代医家所重视。

骨度分寸法

骨度分寸法，始见于《灵枢·骨度》篇。是以骨节为主要标志测量周身各部的大小、长短，并依其比例折算尺寸作为定穴标准的方法。不论男女、老少、高矮、肥瘦都是一样。如腕横纹至肘横纹作12寸，也就是将这段距离分成12等分，取穴就以它作为折算的标准。常用的骨度分寸见下表。

手指比量法

以患者手指为标准来定取穴位的方法。由于生长相关律的缘故，人类机体的各个局部间是相互关联的。由于选取的手指不同，节段亦不同，手指比量法可分作以下几种。

中指同身寸法：是以患者的中指中节屈曲时内侧两端纹头之间作为1寸，可用于四肢部取穴的直寸和背部取穴的横寸。

拇指同身寸法：以患者拇指指关节的横度作为1寸，亦适用于四肢部的直寸取穴。

横指同身寸法：亦名"一夫法"，是令患者将食指、中指、无名指和小指并拢，以中指中节横纹处为准，四指横量作为3寸。

自然标志取穴法

根据人体表面所具特征的部位作为标志，定取穴位的方法称为自然标志定位法。人体的自然标志有两种：

固定标志法：即以人体表面固定不移，又有明显特征的部位作为取穴标志的方法。如人的五官、爪甲、乳头、肚脐等作为取穴的标志。

活动标志法：依据人体某局部活动后出现的隆起、凹陷、孔隙、皱纹等作为取穴标志的方法。

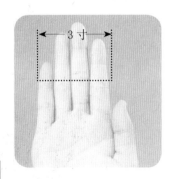

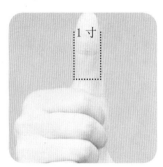

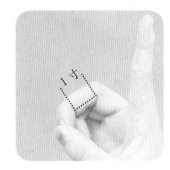

常用骨度分寸表

分部	起止点	常用骨度	度量法	说明
头部	前发际至后发际	12寸	直寸	如前后发际不明，从眉心量至大椎穴作18寸，眉心至前发际3寸，大椎穴至后发际3寸
	耳后两完骨（乳突）之间	9寸	横寸	用于量头部的横寸
胸腹部	天突至歧骨（胸剑联合）	9寸	直寸	胸部与肋部取穴直寸，一般根据肋骨计算，每一肋骨折作1寸6分（天突至璇玑可作1寸，璇玑至中庭，各穴间可作1寸6分计算）
	歧骨至脐中	8寸		
	脐中至横骨上廉（耻骨联合上缘）	5寸		
	两乳头之间	8寸	横寸	胸腹部取穴的横寸，可根据两乳头之间的距离折量。女性可用左右缺盆穴之间的宽度来代替两乳头之间的横寸
背腰部	大椎以下至尾骶	21椎	直寸	背部腧穴根据脊椎定穴。一般临床取穴，肩胛骨下角相当第7（胸）椎，髂嵴相当第16椎（第4腰椎棘突）
	两肩胛骨脊柱缘之间	6寸	横寸	
上肢部	腋前纹头（腋前皱襞）至肘横纹	9寸	直寸	用于手三阴、手三阳经的骨度分寸
	肘横纹至腕横纹	12寸		
侧胸部	腋以下至季胁	12寸	直寸	"季胁"指第11肋端下方
侧腹部	季胁以下至髀枢	9寸	直寸	"髀枢"指股骨大转子高点
下肢部	横骨上廉至内辅骨上廉（股骨内髁上缘）	18寸	直寸	用于足三阴经的骨度分寸
	内辅骨下廉（胫骨内髁下缘）至内踝高点	13寸		
	髀枢至膝中	19寸	直寸	用于足三阳经的骨度分寸；前面相当犊鼻穴，后面相当委中穴；臀横纹至膝中，作14寸折量
	臀横纹至膝中	14寸		
	膝中至外踝高点	16寸		
	外踝高点至足底	3寸		

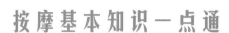

按摩基本知识一点通

按摩是中华医学的瑰宝，在我国有着悠久的历史，凝结着我国劳动人民的智慧。按摩，也可称为推拿，是以我国传统的经络学说、穴位学说为基础，运用手部技法施于体表特定部位进而调节人体机能与病理状况，最终达到保健、治疗目的的健身措施。

按摩疗法的作用

↖ 疏通经络

《黄帝内经》里说："经络不通；病生于不仁，治之以按摩。"说明按摩有疏通经络的作用。如按揉足三里、推脾经可增加消化液的分泌功能等，从现代医学角度来看，按摩主要是通过刺激末梢神经，促进血液、淋巴循环及组织间的代谢过程，以协调各组织、器官间的功能，使机能的新陈代谢水平有所提高。

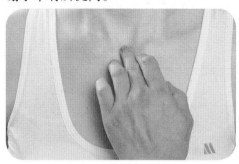

↖ 调和气血

明代养生家罗洪在《万寿仙书》里说："按摩法能疏通毛窍，能运旋荣卫。"这里的运旋荣卫，就是调和气血之意。因为按摩就是以柔软、轻和之力，循经络、按穴位，施术于人体，通过经络的传导来调节全身，借以调和营卫气血，增强机体健康。现代医学认为，推拿手法的机械刺激，通过将机械能转化为热能的综合作用，以提高局部组织的温度，促使毛细血管扩张，改善血液和淋巴循环，使血液黏滞性减低，降低周围血管阻力，减轻心脏负担，故可防治心血管疾病。

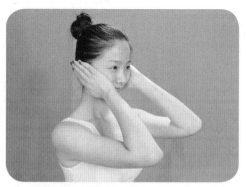

↖ 提高机体免疫能力

如小儿痢疾，经推拿症状减轻或消失；小儿肺部有干湿性啰音时，按揉小横纹、掌心横纹有效。有人曾在同龄组儿童中并列对照组进行保健推拿。经推拿的儿童组，发病率下降，身高、体重、食欲等皆高于对照组。以上临床实践及其他动物实验皆证明，推拿按摩具有抗炎、退热、提高免疫力的作用，可增强人体的抗病能力。也正是由于按摩能够疏通经络，使气血周流、保持机体的阴阳平衡，所以按摩后可感到肌肉放松、关节灵活，使人精神振奋，消除疲劳，对保证身体健康有重要作用。

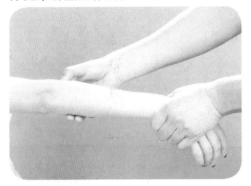

按摩的手法

↖ 按法

手法：用手指或手掌在身体某处或穴位上用力向下按压。按压的力度可浅到皮肉，可深达骨骼、关节和部分内脏处。操作时按压的力量要由轻而重，使患部有一定压迫感后，持续一段时间，再慢慢放松。也可以有节律的一按一松。这种按压法在操作时一定要注意按压的强度与频率，不可过重、过急，应富有弹性。按法在施术时根据不同部位、不同疾病及不同治疗目的，可分为拇指按、中指按、拳按、掌按、肘按。此外，尚有利用按摩工具按压等。

作用：按法是一种较强刺激的手法，有镇静止痛、开通闭塞、放松肌肉的作用。指按法适用于全身各部穴位；掌按法常用于腰背及下肢部；肘按法压力最大，多用于腰背、臀部和大腿部。

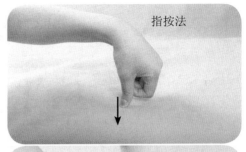

指按法

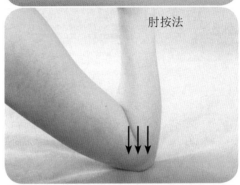

肘按法

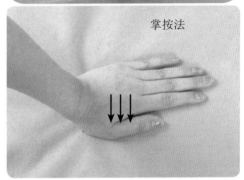

掌按法

↖ 推法

手法：用指、掌、肘部等着力在人体某一个部位或穴位上做前后、上下或左右的推动。推法在应用时所用的力量须由轻而重，根据不同部位而决定用力大小。用力大时，作用达肌肉、内脏；用力小时，作用达皮下组织。一般频率50 ～ 150次 / 分，开始稍慢，逐渐加快。推法根据不同的部位和病情可分为拇指推、手掌推、肘尖推、拳推。

作用：具有消积导滞、解痉镇痛、消瘀散结、通经理筋的功能，可提高肌肉兴奋性，促进血液循环。

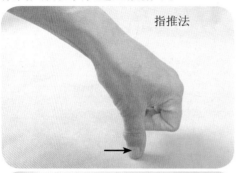

指推法

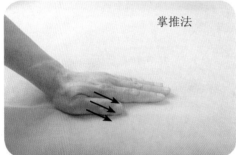

掌推法

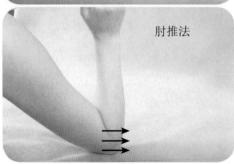

肘推法

揉法

手法：用手指或手掌面在身体某个部位做回旋揉动。揉法的作用力一般不大，仅达到皮下组织，但重揉时可以作用到肌肉。频率较慢——50～100次/分，一般是由轻到重再至轻。此种手法较温和，多在疼痛部位或强手法刺激后使用。也可在放松

肌肉、解除局部痉挛时用。操作时手指和手掌应紧贴皮肤，与皮肤之间不能移动。而皮下的组织被揉动，幅度可逐渐扩大。根据按揉的部位不同，可分为拇指揉、大鱼际揉、肘揉、掌揉等。

作用：本法轻柔缓和，刺激量小，适用于全身各部位，具有舒筋活络、活血化瘀、消积导滞、缓解肌痉挛、软化瘢痕的作用。

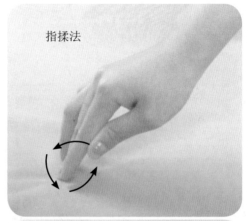

指揉法

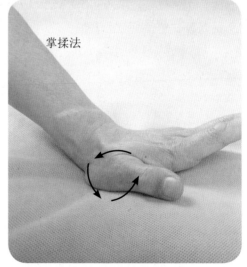

掌揉法

↖ 点法

手法：用指端、屈曲之指间关节或肘尖，集中力点，作用于施术部位或穴位上，称点法。操作时要求部位准确，力量深透。

作用：具有开通闭塞、活血止痛、解除痉挛、调整脏腑功能的作用，适用于全身各部位及穴位。

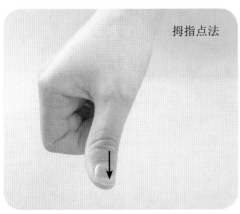

拇指点法

↖ 掐法

手法：是用拇指、中指或食指在身体某个部位或穴位上，做深入并持续的掐压。掐法刺激较强，常用于穴位刺激按摩。操作时用力须由小到大，使其作用由浅到深。掐法用在穴位时，可有强烈的酸胀感，称"得气"反应。掐法也可称指针法，是以指代针的意思。另与掐法近似的一种指切法，是用一手或两手拇指做一排排轻巧而密集的掐压，边掐边向前推进。这一方法一般用于组织肿胀时，将其向前方推散，而使肿胀散开。

作用：刺激穴位、疏通经脉、消肿散瘀、镇静安神、开窍等。

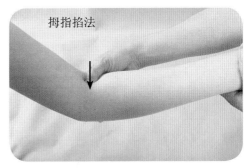

拇指掐法

↖ 擦法

手法：以手掌或大鱼际、小鱼际附着在一定部位，进行直线往返摩擦，称擦法。其作用力浅，仅作用于皮肤及皮下。频率较高，达 $100 \sim 200$ 次/分。对皮肤反应要大，常要擦到皮肤发红，但不要擦破皮肤，故在操作时多用介质润滑，防止皮肤受损。此法可单手操作，根据不同的部位有指擦和手掌擦。

作用：擦法的主要作用是益气养血、活血通络、加快血液循环、消肿止痛、祛风除湿、湿经散寒等。

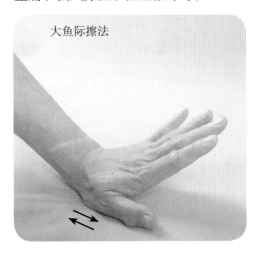

大鱼际擦法

⚑ 摩法

手法：用手指或手掌在身体某一部位或穴位上，做皮肤表面顺、逆时针方向的回旋摩动。操作时指或掌不要紧贴皮肤，在皮肤表面做回旋性的摩动，作用力温和而浅，仅达皮肤与皮下。摩法的频率根据病情的需要而定，一般慢的 30 ~ 60 次 / 分，快的 100 ~ 200 次 / 分左右。此法多用单手摩，也可用双手摩。常用在按摩的开始，或疼痛较剧烈的部位及用强手法按摩后，使肌肉放松。摩法的转动方向一般是顺时针方向，根据不同部位有指摩、掌摩、掌根摩三种。

作用：摩法的主要作用是疏气活血、消肿止痛、消积导滞、健脾和胃、调补脏腑、增强皮肤弹性等。

掌摩法

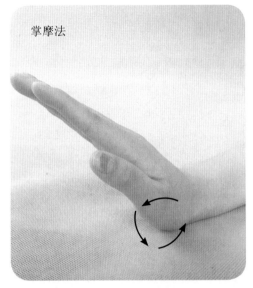

⚑ 抹法

手法：用手指或手掌平伏按于按摩部位后，以均衡的压力抹向一边的一种手法。其作用力可浅在皮肤，深在肌肉。其强度不大，作用柔和。一般常用双手同时操作，也可单手操作。根据不同的部位有指抹、掌抹、理筋三种方法。抹法不同于推法，着力一般较推法为重；推法是单方向的移动，抹法则可根据不同的治疗位置任意往返移动。抹法的频率也较推法慢。

作用：本法具有开窍镇静、清醒头目、行气散血的作用，常用于头部、颈项部。适宜于颈椎病引起的头痛、头晕等症的治疗。

指摩法

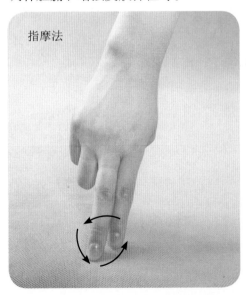

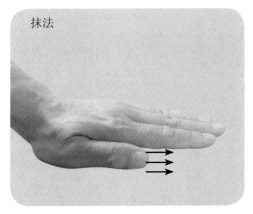

抹法

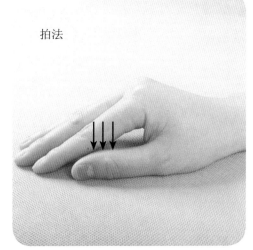

拍法

↖ 拍捶法

手法：用手指或手掌轻巧地拍打身体某一部位的方法，叫拍法。用空心拳或拳侧面捶击身体某部位的方法为捶法。拍法着力较轻，多用于胸廓、背部及表浅的关节部位；捶法作用力较重，可达肌肉、关节与骨骼。捶法轻而缓慢的操作可使筋骨舒展；重而快速的捶击可使肌肉兴奋。拍、捶在操作时要以腕发力，由轻而重，由慢而快，或一阵快、一阵慢交替操作。动作要协调、灵活，着力要有弹性。可单手操作，也可双手操作。根据病变部位不同而分别选用拍、捶的治疗方法。拍法可分为指拍、指背拍和掌拍。捶法可分为直拳捶、卧拳捶和侧拳锤。

作用：拍捶法的主要作用是行气活血，放松肌肉，祛风散寒，消除肌肉疲劳，缓解局部酸胀，适用于肩背、腰臀及下肢部。

按摩手法的要求

持久：操作手法要按规定的技术要求和操作规范持续作用，保持动作和力量的连贯性，并维持一定时间，以使手法的刺激积累而能产生良好的作用。

有力：手法刺激必须具有一定的力度，所谓的"力"不是指单纯的力量，而是一种功力或技巧力。这种力不是固定不变的，而是要根据对象、部位、手法性质以及季节变化而变化。

均匀：手法动作的幅度、速度和力量必须保持一致，既平稳又有节奏。

柔和：动作要稳、柔、灵活，用力要缓和，力度要适宜，使手法轻而不浮、重而不滞。

渗透：手法作用于体表，其刺激

能透达至深层的筋脉、骨肉甚至脏腑。应该指出的是持久、有力、均匀、柔和、渗透这五方面是相辅相成、密切相关的。持续运用的手法逐渐降低肌肉的张力，使手法功力能够逐渐渗透到组织深部，均匀协调的动作使手法更趋柔和，而力量与技巧的完美结合，则使手法既有力又柔和，达到"刚柔相济"的境界。只有这样，才能使手法具有良好的"渗透"作用。

按摩强度

根据患者的症状、体征、治疗部位以及耐受能力，选择适宜的按摩手法和按摩强度。

按摩开始时的手法需轻而柔和，逐渐增强到一定的强度，并维持一段时间后，再逐渐减轻强度。

拔罐基本知识一点通

俗话说"拔拔火罐，病好一半"。拔火罐为什么能治病呢？中医认为拔罐可以开泄腠理、扶正祛邪。疾病是由致病因素引起机体阴阳的偏盛偏衰、人体气机升降失常、脏腑气血功能紊乱所致。当人体受到风、寒、暑、湿、燥、火、毒、外伤的侵袭或内伤情志后，即可导致脏腑功能失调，产生病理产物，如瘀血、气郁、痰涎、宿食、水浊、邪火等。这些病理产物又是致病因子，通过经络和腧穴走窜机体，逆乱气机，滞留脏腑，瘀阻经脉，最终导致种种病症。拔罐产生的真空负压有一种较强的吸拔之力，作用在经络穴位上，可将毛孔吸开并使皮肤充血，使体内的病理产物从皮肤毛孔中吸出体外，从而使经络气血得以疏通，使脏腑功能得以调整，达到防治疾病的目的。中医认为拔罐可以疏通经络，调整气血。经络有"行气血，营阴阳，儒筋骨，利关节"的生理功能。如经络不通则经气不畅，经血滞行，可出现皮、肉、筋、脉及关节失养而萎缩、不利，或血脉不荣、六腑不运等。通过拔罐对皮肤、毛孔、经络、穴位的吸拔作用，可以引导营卫之气始行输布，鼓动经脉气血，濡养脏腑组织器官，温煦皮毛；同时使虚衰的脏腑机能得以振奋，畅通经络，调整机体的阴阳平衡，使气血得以调整，从而达到健身祛病疗疾的目的。

拔罐的方法

↖ 闪火法

用镊子夹酒精球点燃后，伸入罐内旋转一圈立即退出，再迅速将罐具扣在需拔穴位上。操作时要注意蘸酒精不要太多，避免火焰随酒精流溢烫伤皮肤；火焰也不宜在罐内停留时间太长，以免罐具过热而烫伤皮肤。

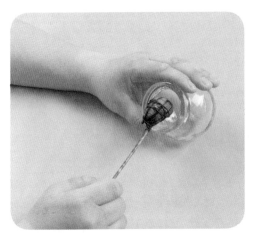

↖ 抽气法

先将青、链霉素等废瓶磨成的抽气罐紧扣在需要拔罐的部位上，用注射器从橡皮塞抽出瓶内空气，使产生负压，即能吸住。或用抽气筒套在塑料杯罐活塞上，将空气抽出，即能吸着。

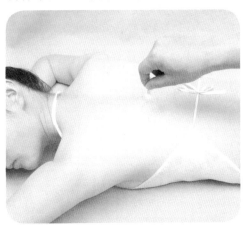

↖ 刺络拔罐法

此法又称为血罐法，是指刺络放血与拔罐配合应用的一种拔罐方法。先用三棱针、梅花针、七星针等，根据病变部位的大小、疾病情况、对出血量的要求，迅速点刺数下或十数下，

轻者皮肤出现红晕即可，中度以微出血为度，重者以点状出血为度。然后迅即拔罐并留罐，留罐约15～20分钟。取罐后，用消毒棉球拭净血渍，罐内血块应清洗干净。此法在临床治疗中较常用，而且适用症广，见效快，疗效好，具有开窍泄热、活血祛瘀、清热止痛、疏经通络等功能。凡属实证、热证者，如中风、昏迷、中暑、高热、头痛、咽喉痛、目赤肿痛、睑腺炎、急性腰扭伤、痛肿、丹毒等，皆可用此法治疗。此外，对重症、顽症及病情复杂的患者也非常适用，对各种慢性软组织损伤、神经性皮炎、皮肤瘙痒、神经衰弱、胃肠神经痛等疗效尤佳。

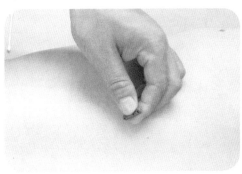

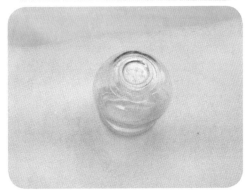

↖ 按摩罐法

按摩罐法是指将按摩和拔罐相结合的一种拔罐方法。两者可先后分开进行，也可同时进行。特别在拔罐前，根据病情先循经点穴和按摩，对于疼痛剧烈的病证及软组织劳损或损伤引起疼痛的患者，治疗效果十分显著。

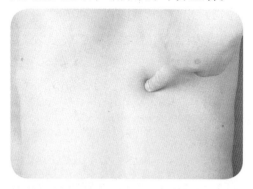

↖ 刮痧罐法

刮痧罐法是利用特定工具，如牛角板、木梳背等，在人体某一部位的皮肤上进行刮痧，使皮肤发红充血，呈现一块或一片紫红色的斑点，然后拔罐，从而达到防治疾病目的的一种疗法。此法可作为病变范围较窄的部位以及走罐法或多罐法受到限制时的补充方法。

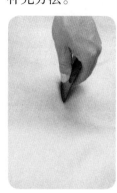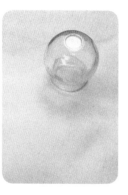

起罐的顺序及方法

起罐是拔罐疗法过程的最后一步操作。起罐的顺序和方法有一定的讲究，起罐后还需对拔罐部位进行适当的处理。起罐时，要遵循先拔先起、先上后下的原则。这样可防止发生头昏脑涨、恶心呕吐等现象。如胸或背部拔多个罐时，应先起最先拔下的罐，然后以此类推。

起罐时，一般先用一手夹住火罐，另一手拇指或食指从罐口旁边按压一下，使气体进入罐内，即可将罐取下。若罐吸附过强时，切不可用力猛拔，以免擦伤皮肤。

注意事项不可违

罐的消毒，一般采用75%的酒精棉球擦拭罐口、罐体，即可起到消毒作用。消毒后的罐可以用干棉球擦干，或者自然风干后使用。

点火的方法一般选用闪火法：一手拿点火棒，一手拿罐，把点火棒的酒精棉球（酒精量不能过多，防止点燃后酒精滴下）点燃，迅速伸入罐内，大约1～3秒后拿出；另一手将火罐轻放在需要拔罐的部位。点火时不能在罐口燃烧，以免造成罐口过烫。

拔罐时，一般应选择丰满、有弹性的部位。对于皮肤过敏、皮肤破损、肌肉瘦削、毛发过多的部位应慎用，孕妇应慎用。

选择适当的体位，一般采用卧位，

一经拔上，不宜移动体位，以免火罐脱落。根据不同部位，选用大小合适的罐具。先在应拔部位比试，罐口与部位吻合，方可应用。

在使用多罐时，罐具排列的距离，一般不宜太近，否则因皮肤被罐具牵拉，会产生疼痛，同时因罐互相牵扯，也不易拔牢。在走罐时，不宜在皮肤瘦薄骨突出处推拉，以免损伤皮肤，或使火罐漏气脱落。

起罐时，手法宜轻缓，右手持罐，左手拇指或食指抵住罐边肌肉，按压一下，使气进入，吸力消失，火罐就会自然脱落。不可使劲硬拉或旋动，以免损伤皮肤。

起罐后，一般局部会出现红晕或发绀色，这是正常现象，一般会在1星期内自行消退。如局部瘀血严重，则不宜原处再次拔罐。如留罐过长，皮肤起水泡。小的不必处理，会自行吸收，但需防止擦破；大的刺破后，用干棉球擦拭，也可以涂上些紫药水，防止感染。室内需要温暖，空气清新，拔罐时不宜吹风扇、空调以免着凉。

刮痧基本知识一点通

刮痧以中医经络腧穴理论为指导，通过特制的刮痧器具和相应的手法，蘸取一定的介质，在体表进行反复刮动、摩擦，使皮肤局部出现红色粟粒状或暗红色出血点等"出痧"变化，从而达到活血透痧的作用。还可配合针灸、拔罐、刺络放血等疗法使用，以加强活血化瘀、驱邪排毒的效果。因其简、便、廉、效的特点，临床应用广泛，适合医疗及家庭保健。

刮痧板的持法和用法

刮痧板是刮痧使用的工具，只有正确地使用刮痧板，才能起到保健治病的作用。刮痧板分为厚面、薄面和棱角。治疗疾病时多用薄面刮拭皮肤，保健多用厚面刮拭皮肤，关节附近穴位和需要点按穴位时多用棱角刮拭。操作时要掌握好"三度一向"，促使出痧，缩短刺激时间，控制刺激强度，减少局部疼痛的感觉。下面向大家详细介绍如何使用刮痧板。

▶ 持板方法

正确的持板方法是用手握着刮痧板，将刮痧板的长边横靠在手掌心部位，拇指及其他四个手指弯曲，分别握住刮痧板的两侧，刮痧时用手掌心部位施加向下的按压力。刮拭时应单方向刮，不要来回刮。身体平坦部位和凹陷部位的刮拭手法不同，持板的方法也有区别，下面会详细地介绍。

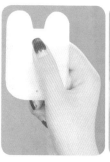
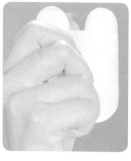

◤ 面刮法

面刮法是刮痧最常用、最基本的刮拭方法。手持刮痧板，向刮拭的方向倾斜 30°~ 60°，以 45°应用最为广泛。根据部位的需要，将刮痧板的 1/2 长边或整个长边接触皮肤，自上而下或从内到外均匀地向同一方向直线刮拭。面刮法适用于身体比较平坦部位的经络和穴位。

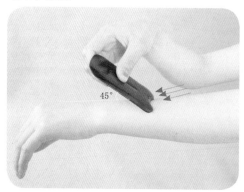

◤ 平刮法

操作方法与面刮法相似，只是刮痧板向刮拭的方向倾斜的角度小于 15°，并且向下的渗透力比较大，刮拭速度缓慢。平刮法是诊断和刮拭疼痛区域的常用方法。

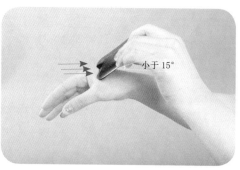

小于 15°

◤ 推刮法

操作方法与面刮法相似，刮痧板向刮拭的方向倾斜的角度小于 45°（面部刮痧小于 15°）。刮拭的按压力大于平刮法，刮拭的速度也慢于平刮法，每次刮拭的长度要短。推刮法可以发现细小的阳性反应，是诊断和刮拭疼痛区域的常用方法。

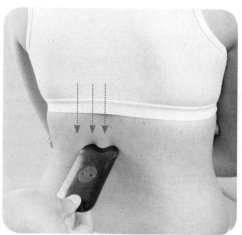

◤ 单角刮法

用刮痧板的一个角部在穴位处自上而下刮拭，刮痧板向刮拭方向倾斜 45°。这种刮拭方法多用于肩部肩贞穴，胸部膻中、中府、云门穴，颈部风池穴。

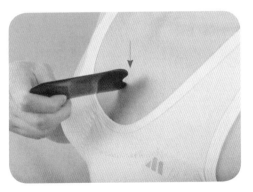

↖ 点按法

将刮痧板角部与穴位呈90°垂直，向下按压，由轻到重，逐渐加力，片刻后迅速抬起，使肌肉复原，多次重复，手法连贯。这种刮拭方法适用于无骨骼的软组织处和骨骼缝隙、凹陷部位，如人中、膝眼穴。

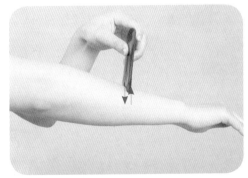

↖ 平面按揉法

用刮痧板角部的平面以小于20°按压在穴位上，做柔和、缓慢的旋转运动。刮痧板角部平面始终不离开所接触的皮肤，按揉压力应渗透至皮下组织或肌肉。这种刮拭方法常用于对脏腑有强壮作用的穴位，如合谷、足三里、内关穴，以及对手足全息穴区、后颈、背腰部全息穴区中疼痛敏感点的诊断和治疗。

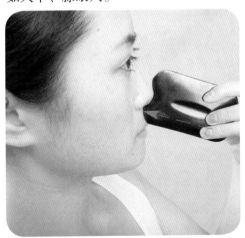

↖ 厉刮法

用刮痧板角部与穴区呈90°垂直，刮痧板始终不离皮肤，并施以一定的压力，作短距离（约1寸长）前后或左右摩擦刮拭。这种刮拭方法适用于头部全息穴区的诊断和治疗。

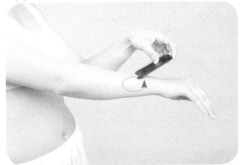

↖ 垂直按揉法

垂直按揉法将刮痧板的边缘以90°按压在穴区上，刮痧板始终不离开所接触的皮肤，作柔和的慢速按揉。垂直按揉法适用于骨缝部穴位，以及第2掌骨桡侧全息穴区的诊断和治疗。

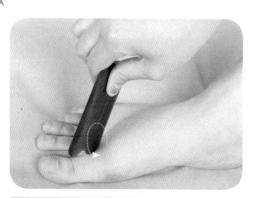

刮拭要领及技巧

↖ 按压力要适中

刮痧时除向刮拭方向用力外，更重要的是要有对肌肤向下的按压力。因为经脉和全息穴区在人体有一定的深度，须使刮拭的作用力传导到深层组织，才有治疗作用。刮板作用力透及的深度应达到皮下组织或肌肉，如作用力大，可达到骨骼和内肌。刮痧最忌不使用按力，仅在皮肤表面摩擦，这种刮法，不但没有治疗效果，还会因反复摩擦，形成表皮水肿。但并不是按压力越大越好，人的体质、病情不同，治疗时按压力强度也不同。各部位的局部解剖结构不同，所能承受的压力强度也不相同，在骨骼凸起部位按压力应较其他部位适当减轻。力度大小可根据患者体质、病情及承受能力决定。正确的刮拭手法，应始终保持按压力。

↖ 速度应均匀、平稳

刮拭速度决定舒适度及对组织的刺激强度。速度越慢疼痛越轻，刮拭

速度过快会增加疼痛，也不能发现阳性反应，从而无法进行阳性反应诊断，更不能使刮痧的渗透力达到病所，产生刮痧疗效。正确的刮拭手法应慢速均匀，力度平稳。这样可以减轻疼痛，利于诊断和消除阳性反应，产生疗效。每次刮拭应速度均匀，力度平稳，切忌快速，或忽快忽慢、忽轻忽重、头轻尾重和头重尾轻。

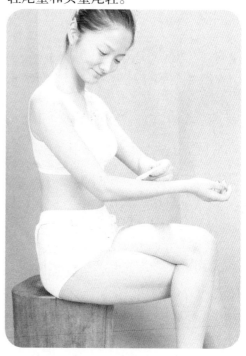

↖ 点、面、线相结合

点即穴位，穴位是人体脏腑经络之气输注于体表的部位。面即指刮痧治疗时刮板边缘接触皮肤的部分，约有1寸宽。这个面，在经络来说是其皮部；在全息穴区来说，即为其穴区。线指经脉，是经络系统中的主干线，循行于体表并连及深部，约有1毫米

宽。点、面、线相结合的刮拭方法，是在疏通经脉的同时，加强重点穴位的刺激，并掌握一定的刮拭宽度。因为刮拭的范围在经脉皮部的范围之内，经脉线就在皮部范围之下，刮拭有一定的宽度，便于准确地包含经络。而对全息穴区的刮拭，更是具有一定面积的区域。刮痧法，以疏通调整经络为主，重点穴位加强为辅。经络、穴位相比较，重在经络，刮拭时重点是找准经络，宁失其穴，不失其经。只要经络的位置准确，穴位就在其中，始终要重视经络整体疏通调节的效果。点、面、线相结合的方法是刮痧的特点，也是刮痧简便易学、疗效显著的原因之一。

↖ 刮拭长度要适宜

在刮拭经络时，应有一定的刮拭长度，约 8 ~ 15 厘米。如需要治疗的经脉较长，可分段刮拭。重点穴位的刮拭除凹陷部位外，也应有一定长度。一般以穴位为中心，上下总长度 8 ~ 15 厘米，在穴位处重点用力。在刮拭过程中，一般需一个部位刮拭完毕，再刮拭另一个部位。遇到病变反应较严重的经穴或穴区，刮拭反应较大时，为缓解疼痛，可先刮拭其他经穴处，让此处稍事休息后，再继续治疗。

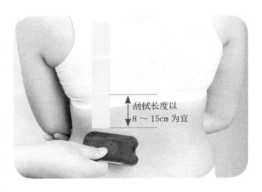

刮拭长度以 8 ~ 15cm 为宜

艾灸基础知识一点通

艾灸疗法能健身、防病、治病，在我国已有数千年历史。艾灸疗法的适应范围十分广泛，在中国古代是主要治疗疾病的手段之一。用中医的话说，它有温阳补气、祛寒止痛、补虚固脱、温经通络、消瘀散结、补中益气的作用。可以广泛用于内科、外科、妇科、儿科、五官科疾病，尤其对乳腺炎、前列腺炎、肩周炎、盆腔炎、颈椎病、糖尿病等有特效。

艾灸具有奇特养生保健的作用。用灸法预防疾病，延年益寿，在我国已有数千年的历史。《黄帝内经》"大风汗出，灸譩譆穴"，说的就是一种保健灸法。日本人须藤作等做过的灸法抗癌研究表明，艾灸可以使皮肤组织中潜在的抗癌作用得到活化，起到治癌抗癌的作用。近年来，随着人们对艾灸疗效独特性的认识，艾灸疗法重新得到了医学界重视，现代化研究的步伐也在加快。现代的温灸疗法，并不直接接触皮肤，采用艾条悬灸、艾灸器温灸和药物温灸的方式来治疗疾病和保健养生，其疗效也大大提升，并具有使用方便，操作简单，不会烧灼皮肤产生疤痕的特点。艾灸正逐渐进入人们的生活，踏上现代健身保健的医学舞台，成了现代防病、治病、养生保健的一颗闪耀的明星。

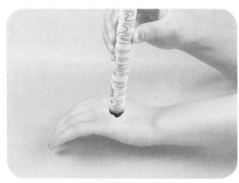

灸法的种类和操作方法

↖ 艾条温和灸

将艾条燃着的一端与施灸处的皮肤保持 1 厘米左右距离，使患者局部温热而无灼痛。每穴灸 15 分钟左右，以皮肤出现红晕为度。对昏迷或局部知觉减退者，须随时注意局部温热程度，防止灼伤。近有各种灸疗架，可将艾条插在上面，固定施灸。这种灸法的特点是，温度较恒定、持续，对局部气血阻滞有散开的作用，主要用于病痛局部灸疗。

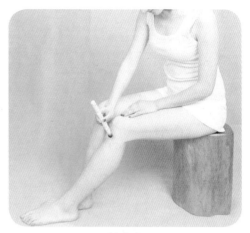

温和灸

↖ 艾条雀啄灸

将艾条点燃的一端对准穴位，似鸟雀啄米状，一上一下地进行艾灸。多随呼吸的节奏进行雀啄。一般可灸 15 分钟左右。这种灸法的特点是，温度突凉突温，对唤起腧穴和经络的功能有较强的作用，因此适用于灸治远端的病痛和内脏疾病。

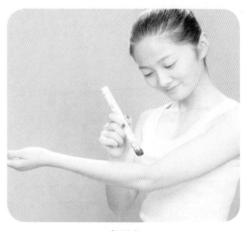

雀啄灸

↖ 艾条回旋灸

又称熨热灸。即将点燃的艾条一端接近施灸部位，距皮肤1厘米左右，平行往复回旋施灸。一般灸20～30分钟。这种灸法的特点是，温度呈渐凉渐温互相转化，除对局部病痛的气血阻滞有消散作用外，还能对经络气血的运行起到促进作用，故对灸点远端的病痛有一定的治疗作用。

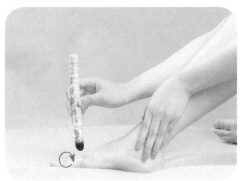

回旋灸

↖ 把握温度，按序施灸

由于艾灸以火熏灸，施灸不注意有可能引起局部皮肤的烫伤，所以必须注意温度。对于皮肤感觉迟钝者或小儿，用食指和中指置于施灸部位两侧，以知施灸部位的温度，做到既不致烫伤皮肤，又能收到好的效果。初次使用灸法的患者，要注意掌握好刺激量，先少量、小剂量，如用小艾炷，或灸的时间短一些，壮数少一些，以后再加大剂量。不要一开始就大剂量施灸。

↖ 注意卫生，防止晕灸

化脓灸或因施灸不当，局部烫伤可能起疱，产生灸疮。一定不要把疮搞破，如果已经破溃感染，要及时使用消炎药。晕灸虽不多见，但是一旦晕灸则会出现头晕、眼花、恶心、面色苍白、心慌、汗出等，甚至晕倒。出现晕灸后，要立即停灸，并躺下静卧，再加灸足三里，温和灸10分钟左右。

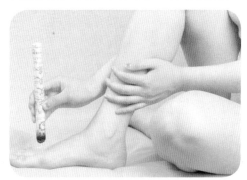

↖ 注意防护，安全施灸

因施灸时要暴露部分体表部位，在冬季要保暖，在夏天高温时要防中暑，同时还要注意室内温度的调节和开换气扇，及时换取新鲜空气。现代人的衣着不少是化纤、羽绒等质地的，很容易燃着，因此，施灸时一定要注意防止落火，尤其是用艾炷灸时更要小心，以防艾炷翻滚脱落。艾条灸完后，可将艾条点燃的一头塞入直径比艾条略大的瓶内，以利于熄灭。

第二节 养肾护肾特效穴位

涌泉穴

滋肾益阴的肾经第一穴

涌泉穴为肾经经脉的第一穴，为肾经井穴。它联通肾经的体内体表经脉，肾经体内经脉中的高温高压的水液由此外涌而出体表，故名。涌泉穴在人体养生、防病、治病、保健等各个方面显示出它的重要作用。通过刺激涌泉穴，可以达到对肾、肾经及全身起到由下到上的整体性调节和整体性治疗的目的。

【定位】

位于足底部，卷足时足前部凹陷处，约当第 2、3 趾缝纹头端与足跟连线的前 1/3 与后 2/3 交点上。

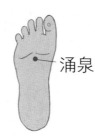

涌泉

【主治】

休克，高血压，高脂血症，失眠，癔症，癫痫，小儿惊风，神经性头痛，遗尿，尿潴留等，为急救穴之一。

【功效】

滋肾益阴，平肝息风。

【日常保健】

» 按摩：

被按摩者仰卧，按摩者双手握脚，用两大拇指从足跟向足尖搓涌泉穴约 1 分钟，然后按揉约 3 分钟。搓涌泉穴具有使肾阴和肾阳旺盛的作用，从而治疗头晕、头痛、小便不利等症。

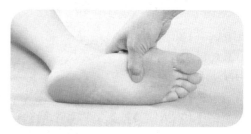

» 艾灸：

每日艾条温和灸灸 1 次涌泉穴，每次灸 10 分钟。可改善头顶痛、喉痹、小便不利等病症。

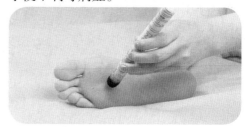

【配伍】

» 涌泉 + 命门 + 肾俞

命门穴培元固本，肾俞穴益肾助阳、强腰利水。三穴合用，具有固本温肾、化热升阳的功效，可缓解头晕、小便不利等症。

然谷穴

•⟿ 调摄肾阴的"大功臣"

然，燃骨；谷，两山所夹空隙。然谷穴是足少阴肾经荥穴，意指肾经外涌的地部经水在此大量气化。本穴位现代多用于治疗膀胱炎、尿道炎等泌尿相关的疾病，其利尿消炎的功效也能用以治疗肾病患者小便短赤、淋漓热痛等发炎症状。

【定位】

位于足内侧缘，足舟骨粗隆下方，赤白肉际。

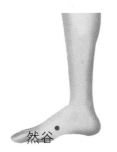

然谷

【主治】

月经不调，阴挺，阴痒，白浊，遗精，阳痿，小便不利，泄泻，胸胁胀痛，咳血，小儿脐风，口噤不开，消渴，黄疸，下肢痿痹，足跗痛。

【功效】

泻热，消胀，宁神。

【日常保健】

» 按摩：

用拇指用力按揉然谷穴 50 ~ 100 次，每天坚持，能够治疗月经不调、白浊、遗精、阳痿等。

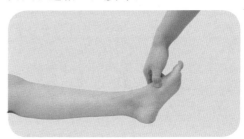

» 艾灸：

宜采用温和灸。每日灸 1 次，每次灸 3 ~ 7 分钟左右，灸至皮肤产生红晕为止。可改善月经不调、遗精、阳痿等症。

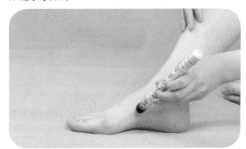

【配伍】

» **然谷 + 膀胱俞 + 三焦俞**

膀胱俞穴通利下焦、清利湿热，三焦俞穴通利三焦、温阳化湿。三穴合用，清利湿热的效果强，能辅助治疗尿少、尿痛、淋漓发热等温热下注的症状。

» **然谷 + 三阴交**

三阴交穴调补肝肾、行气活血。二穴合用，有祛湿清热的作用，能用以改善小便短赤、蛋白尿等症状。

太溪穴

滋阴壮阳护养肾

太，大；溪，溪流。为足少阴原穴，被称为"人体第一大补穴"，该穴名意指肾经水液在此形成较大的溪水。刺激太溪穴可激活人体肾经的经气，疏通整条肾经，对全身都有调理作用，善于治疗肾脏疾病，尤其是肾脏不适影响五官的症状，如目眩、耳鸣等。

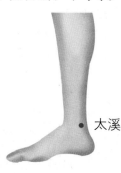

【定位】

位于足内侧，内踝后方，当内踝尖与跟腱之间的凹陷处。

太溪

【主治】

头痛目眩，咽喉肿痛，齿痛，耳聋，耳鸣，咳嗽，气喘，胸痛咳血，消渴，月经不调，失眠，健忘，遗精，阳痿，小便频数，腰脊痛，下肢厥冷，内踝肿痛。

【功效】

滋阴益肾，壮阳强腰。

【日常保健】

» 按摩：

用左手拇指指腹按压右侧的太溪穴，按压时先按顺时针方向旋按 20 次，再按逆时针旋按 20 次，然后以相同的手法用右手拇指指腹按压左侧的太溪穴。按揉时力度保持适中，每次按揉 5 分钟左右，每天 2 次，能够治疗耳鸣、头痛、眩晕。

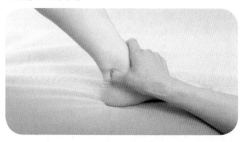

» 艾灸：

艾炷灸或温针灸 3 ~ 5 壮；艾条灸 5 ~ 10 分钟。每天一次，可改善各种肾虚引起的症状。

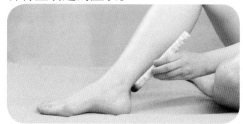

【配伍】

» 太溪＋肾俞＋命门

肾俞穴可益肾助阳，命门穴培元固本、强壮腰膝。三穴合用，有温肾壮阳的作用，能用以治疗腰膝酸软等肾虚引起的病症。

» 太溪＋肾俞＋肝俞

肾俞穴可益肾助阳，肝俞穴疏肝利胆。三穴合用，能肝肾同调，温阳生气血，辅助改善精神不振、乏力等症。

大钟穴

益肾强腰的要穴

大，巨大；钟，古指编钟，为一种乐器，其声浑厚洪亮。大钟穴属足少阴肾经，为足少阴之络穴，该穴名意指肾经经水在此如瀑布从高处落下。肾气亏虚，摄影纳无权，则出现久病咳喘，小便频数清长，肾阳不足以鼓动气机，则可出现便秘。刺激大钟穴，可以兴奋藏聚在此处的肾气。

【定位】

位于足内侧，内踝下方，当跟腱附着部的内侧前方凹陷处。

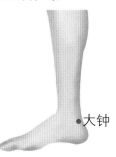

大钟

【主治】

咳血，气喘，腰脊强痛，痴呆，嗜卧，足跟痛，二便不利，月经不调。

【功效】

益肾平喘，调理二便。

【日常保健】

》按摩：

用拇指按揉大钟穴 30 ~ 50 次，也可用指腹按住此处 6 秒钟，然后慢慢松开，如此反复按压，可醒神健脑、大脑保健。尤其对精力不足、昏昏沉沉者及中老年人最适用。

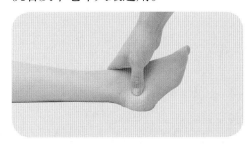

》艾灸：

艾炷灸或温针灸 3 ~ 5 壮；艾条温灸 5 ~ 10 分钟。每天 1 次，可缓解肾虚气喘、小便不利、便秘、头晕等症。

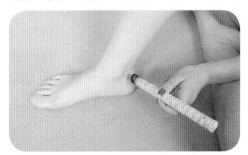

【配伍】

》大钟 + 中极 + 三阴交

中极穴益肾兴阳，三阴交穴调补肝肾、行气活血。三穴合用，有清热益肾的作用。主治阴虚内热所致大便秘结、排便无力、小便不利等病症。

》大钟 + 太溪

太溪穴滋阴益肾、壮阳强腰。二穴合用，有益肾固阳、平喘止晕、调理二便的功效，能辅助改善肾虚头晕、便秘、气喘等病症。

水泉穴

清热益肾的关键穴

水，水液；泉，水潭。该穴名意指肾经水液在此聚集形成水潭，是足少阴肾经的常用俞穴之一。水泉穴有传递水液功能，刺激该穴能助调体内水液代谢，减轻肾脏水液代谢负担。

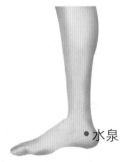

●水泉

【定位】

位于足内侧，内踝后下方，当太溪直下1寸，跟骨结节的内侧凹陷处。

【主治】

月经不调，痛经，阴挺，小便不利，目昏花，腹痛。

【功效】

清热益肾，通经活络。

【日常保健】

» 按摩：

用拇指指腹用力按揉水泉穴

100～200次，每天坚持，能够治疗月经不调、痛经、小便不利等病症。

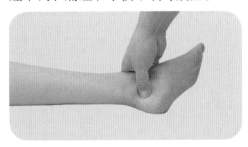

» 艾灸：

艾炷灸或温针灸3～5壮，艾条温灸5～10分钟，每天一次，可改善痛经、小便淋漓等病症。

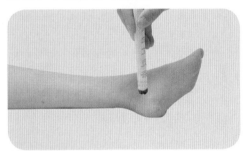

【配伍】

» 水泉 + 太溪 + 筑宾

太溪穴滋阴益肾、壮阳强腰，筑宾穴理气助行水。三穴合用，有理气利尿清热的作用，可用以治小便不利、小便热痛等病症。

» 水泉 + 照海

照海穴滋阴清热、化水通淋。二穴合用，有滋肾阴清虚热的功效，能辅助改善头晕耳鸣、腰膝酸软、盗汗发热等症。

照海穴

滋阴清热调三焦

照，照射；海，大水。照海穴是八脉交会穴，该穴名意指肾经经水在此大量蒸发。刺激照海穴能滋肾清热、通调三焦，现代经常用于治疗尿道炎、肾炎等肾脏相关性疾病。

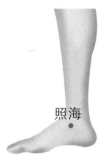

照海

【定位】

位于足内侧，内踝尖下方凹陷处。

【主治】

咽喉干燥，痫证，失眠，嗜卧，惊恐不宁，目赤肿痛，月经不调，痛经，赤白带下，阴挺，阴痒，疝气，小便频数，不寐，脚气。

【功效】

滋阴清热，调经止痛。

【日常保健】

» 按摩：

用拇指或中指指腹用力按揉照海穴 100 ~ 200 次，每天坚持，能够治疗失眠、惊恐不宁、小便频数等症。

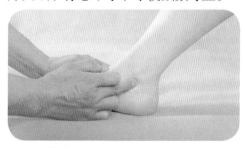

» 艾灸：

艾炷灸或温针灸 3 ~ 5 壮；艾条温灸 5 ~ 10 分钟。每天一次，可改善月经不调、痛经、赤白带下、小便频数等病症。

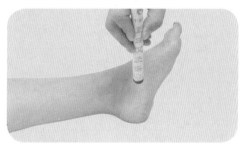

【配伍】

» 照海 + 肾俞 + 膀胱俞

肾俞穴可益肾助阳，膀胱俞穴通利下焦、清利湿热。三穴合用，有助于排尿，缓解肾病患者尿不畅、尿淋漓的症状。

» 照海 + 太溪 + 水泉

太溪穴滋阴益肾、壮阳强腰，水泉穴清热益肾、通经活络。三穴合用，有滋肾阴、利尿、祛热等功效，用以缓解小便频数、小便短赤不利等症。

复溜穴

滋阴清热补肾气

复溜穴属足少阴肾经，为肾经之经穴，是调节肾经的"杠杆药"，有补肾滋阴、利水消肿的作用。刺激复溜穴，能有助于改善肾病患者出现的水肿、腹胀、小便不利的症状。

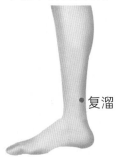

复溜

【定位】

位于小腿内侧，太溪直上2寸，跟腱的前方。

【主治】

泄泻，肠鸣，水肿，腹胀，腿肿，盗汗，脉微细时无，身热无汗，腰脊强痛。

【功效】

补肾益阴，温阳利水。

【日常保健】

» 按摩：

以拇指指腹点揉复溜穴，点揉的

力度要均匀、柔和、浸透，使力深达深层部分，以有酸痛感为佳。早晚各一次，每次点揉3～5分钟，两边复溜穴替换点揉。每天坚持，能治疗腿肿、盗汗。

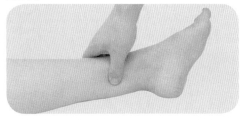

» 艾灸：

艾条温和灸每日灸1次，每次灸10分钟左右。具有补肾滋阴的功效，治疗肾虚头痛。

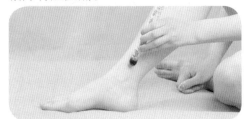

【配伍】

» 复溜＋肾俞＋脾俞

肾俞穴滋阴益肾，脾俞穴补脾祛湿。三穴合用，能调理肝脾肾三脏、益气利水，用以治疗泄泻、腹胀、水肿等病症。

» 复溜＋关元＋气海

关元穴补肾培元，气海穴温阳益气、扶正固本。三穴合用，有固本培元补肾、温阳化气的作用，能用以治疗肾虚引起的腰痛、遗尿、小便不利等症。

四满穴

理气清热除湿浊

四，四面八方；满，充斥、充满。该穴名意指肾经冲脉气血在此散热冷凝、充斥穴内各个空间。该穴位有除湿降浊的功效，现在也多用于治疗生殖泌尿系的疾病，相应也能用于缓解蛋白尿等肾病表现出的症状。

【定位】

位于下腹部，当脐中下2寸，前正中线旁开0.5寸。

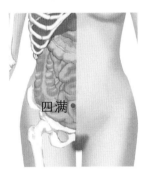

【主治】

月经不调，崩漏，带下，不孕，产后恶露不净，小腹痛，遗精，遗尿，疝气，便秘，水肿。

【功效】

理气健脾，清热调经。

【日常保健】

» 按摩：

以拇指指腹点揉四满穴，点揉的力度要均匀、柔和、浸透，以有酸痛感为佳。早晚各1次，每次点揉3~5分钟。每天坚持，能治疗月经不调、崩漏、遗尿、水肿等病症。

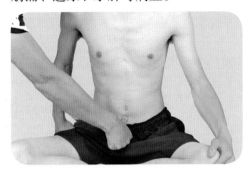

» 艾灸：

艾条温和灸每日灸1次，每次灸10分钟左右。可改善遗精、遗尿、便秘、水肿等病症。

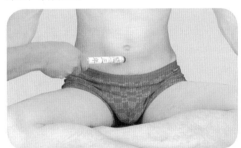

【配伍】

» 四满 + 筑宾 + 阴谷

筑宾穴理气助行水，阴谷穴益肾调经、理气止痛。三穴合用，有理气利水消肿的功效，能缓解小腹胀痛、小便不利、水肿等症。

» 四海 + 水分 + 足三里

水分穴通调水道、理气止痛，足三里穴调理脾胃、补中益气。三穴合用，有健脾理气、祛湿消肿的作用，能辅助治疗食欲不佳、消化不良、水肿等症。

交信穴

益肾调经通二便

交，交流、交换；信，信息。该穴名意指肾经经气由此交于三阴交穴。交信益肾，能通调二便，刺激该穴，有助于改善体内的新陈代谢，减轻肾脏调节人体代谢的负担。

【定位】

位于小腿内侧，当太溪直上2寸，复溜前0.5寸，胫骨内侧缘的后方。

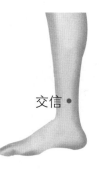

交信

【主治】

月经不调，崩漏，阴挺，泄泻，大便难，睾丸肿痛，五淋，疝气，阴痒，泻痢赤白。

【功效】

益肾调经，调理二便。

【日常保健】

» 按摩：

用拇指揉按交信穴100~200次，力度先由轻至重，再由重至轻，手法连贯，以局部有酸麻胀感为宜。长期坚持，可治疗月经不调、崩漏、阴挺、

五淋等症。

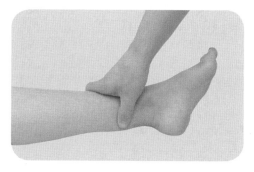

» 艾灸：

手执艾条以点燃的一端对准施灸部位，距离皮肤1.5~3厘米，以感到施灸处温热、舒适为度。每日灸1次，每次灸10~20分钟。可改善阴挺、泄泻、大便难、五淋、阴痒等病症。

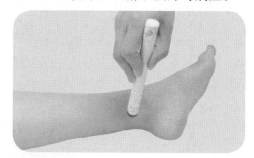

【配伍】

» **交信＋涌泉**

涌泉穴滋肾益阴、平肝息风。二穴合用，增强调理二便的功效，辅助缓解肾病患者便秘、小便不利等症状。

» **交信＋水泉**

水泉穴清热益肾、通经活络。二穴合用，有益肾利水清热等功效，有助于缓解尿痛、蛋白尿等湿热下注的症状。

筑宾穴

理气清神助行水

筑宾既为肾经之穴，同时又为阴维脉之穴。穴名意指足三阴经气血混和重组后的凉湿水气由此交于肾经。本穴物质为三阴交穴传来的凉湿水气，性同肺金之气，由此传入肾经后为肾经所喜庆，本穴受此气血如待宾客，故名。作为肾经中的筑宾穴，能起到理气助肾调节人体水液代谢的功效。

【定位】

位于小腿内侧，当太溪与阴谷的连线上，太溪上5寸，腓肠肌肌腹的内下方。

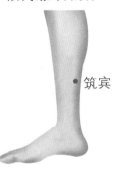

筑宾

【主治】

癫狂，痫证，呕吐涎沫，疝痛，小儿脐疝，小腿内侧痛。

【功效】

理下焦，清神。

【日常保健】

» 按摩：

用拇指指尖由轻至重按揉筑宾穴2 ~ 3分钟，手法连贯，以穴位有酸胀感为度。一天一次，长期坚持，可治

疗肾炎、膀胱炎等。

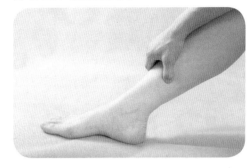

» 刮痧：

用刮痧板刮拭筑宾穴5 ~ 10分钟，力度由轻至重再至轻，刮至局部皮肤潮红出痧即可。一天一次，长期坚持，可治疗下肢痹痛、肾炎、膀胱炎等症。

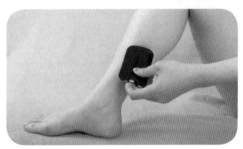

【配伍】

» 筑宾 + 膀胱俞 + 三阴交

膀胱俞通利下焦、清利湿热，三阴交穴调补肝肾、行气活血。三穴合用，有调理下焦、清热利湿的作用，主治尿赤尿痛、小便不利。

» 筑宾 + 关元 + 三阴交

关元穴补肾培元、温阳固脱，三阴交穴健脾和胃、调补肝肾。三穴合用，有益肾健脾、行气祛湿的功效，能辅助治疗肾病患者出现的淋证。

横骨穴

益肾助阳理下焦

横，指穴内物质为横向移动的风气。骨，指穴内物质中富含骨所主的水液。该穴名意指肾经的水湿云气在此横向外传。临床上多用于治疗小腹胀、小便不利、遗尿、尿闭等症。肾病患者临床上多表现以上症状，因此刺激该穴有助于减轻肾病的不适。

【定位】

位于下腹部，当脐中下5寸，前正中线旁开0.5寸。

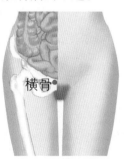

横骨

【主治】

阴部痛，小腹痛，遗精，阳痿，遗尿，小便不通，疝气。

【功效】

清热除燥。

【日常保健】

» 按摩：

用拇指指尖由轻至重按揉横骨穴2～3分钟，手法连贯，以穴位有酸胀感为度。1天1次，长期坚持，可治疗阳痿、遗尿、小便不通、疝气等。

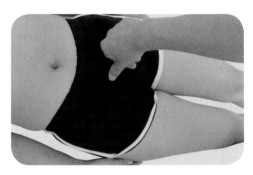

» 艾灸：

手执艾条以点燃的一端对准施灸部位，距离皮肤1.5～3厘米，以感到施灸处温热、舒适为度。每日灸1次，每次灸10～20分钟。可改善小腹痛、阳痿、小便不通等病症。

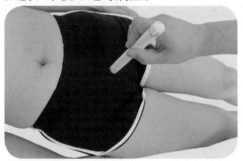

【配伍】

» 横骨＋三阴交

三阴交穴健脾和胃、调补肝肾、行气活血。二穴合用，有健脾祛湿、通利下焦的功效，用以治疗小便赤痛、热痛等下焦有湿热积聚的病症。

» 横骨＋肾俞＋关元

肾俞穴可益肾助阳，关元穴补肾培元、温阳固脱。三穴合用，有益肾助阳的功效，可改善肾功能下降导致的小便不利、腰膝酸软等症。

大赫穴

温肾助阳祛湿热

大，大小之大；赫，红如火烧十分显耀。大赫名意指体内冲脉的高温高湿之气由本穴而出肾经。本穴助阳之力较强，刺激该穴位，能改善肾病患者肾阳虚时下腹部冷痛、腰膝冷等症。

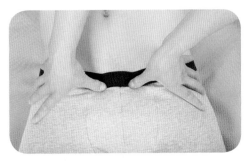

» 艾灸：

手执艾条以点燃的一端对准施灸部位，距离皮肤 1.5 ～ 3 厘米，以感到施灸处温热、舒适为度。每日灸 1 次，每次灸 10 ～ 20 分钟。可治疗肾阳虚引起的不孕不育症、小便不畅等病症。

【定位】

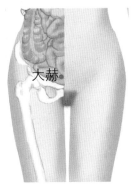

大赫

位于下腹部，当脐中下 4 寸，前正中线旁开 0.5 寸。

【主治】

阴部痛，子宫脱垂，遗精，带下，月经不调，痛经，泄泻，痢疾。

【功效】

温肾助阳，调经止带。

【日常保健】

» 按摩：

用拇指指腹由轻至重按揉大赫穴 2 ～ 3 分钟，手法连贯，以穴位有酸胀感为度。1 天 1 次，长期坚持，可治疗阳痿、遗尿、小便不通、月经不调等。

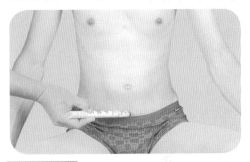

【配伍】

» 大赫 + 肾俞 + 关元 + 命门

肾俞穴可益肾助阳，关元穴补肾培元，命门穴培元固本。四穴合用，有益肾壮阳的作用，能辅助改善肾阳不足引起的病症。

» 大赫 + 关元 + 三阴交

关元穴补肾培元，三阴交穴健脾和胃、调补肝肾、行气活血。三穴合用，有健脾补肾助阳的功效作用，能缓解脾胃虚寒引起的食欲不振、脾肾阳虚引起的手足肢冷等症。

肾俞穴

益肾助阳的肾之背俞穴

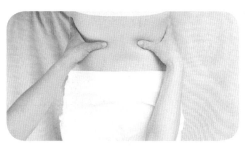

肾，肾脏；俞，输注。肾俞穴意指肾脏的寒湿水气由此外输膀胱经，属足太阳膀胱经，为肾之背俞穴，善于外散肾脏之热，培补肾元。刺激肾俞穴可以调补肾气，能促进肾脏的血流量，改善肾脏的血液循环，达到强肾护肾的目的。

【定位】

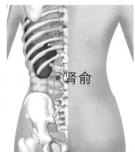

位于腰部，当第2腰椎棘突下，旁开1.5寸。

肾俞

【主治】

遗尿，遗精，阳痿，月经不调，白带，水肿，耳鸣，耳聋，腰痛。

【功效】

益肾助阳，强腰利水。

【日常保健】

» 按摩：

用拇指按揉肾俞穴100～200次，力度适中，手法连贯，按至局部有酸胀感为宜。每天坚持，能够治疗阳痿、遗精、腰膝酸软、月经不调等症。

» 艾灸：

手执艾条以点燃的一端对准施灸部位，距离皮肤1.5～3厘米，左右方向平行往复或反复旋转施灸，以感到施灸处温热、舒适为度，灸至皮肤产生红晕为止。具有滋阴补肾的功能，可改善腰膝酸软、水肿等症。

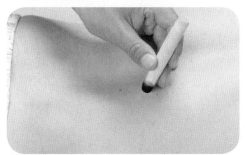

【配伍】

» 肾俞＋关元＋三阴交

关元穴培元固本，三阴交穴调理肝肾。三穴合用，有壮元阳、助运化、利水湿的作用，主治肾炎、小便不利，水肿。

» 肾俞＋列缺＋关元

列缺穴通经活络，关元穴培元固本。三穴合用，有补肾益精、壮阳固涩的作用，主治阳痿、遗精等肾阳不足的症状。

肝俞穴

同源之穴，养肾不可少

肝，肝脏；俞，输注。肝俞穴名意指肝脏的水湿风气由此外输膀胱经，肝之背俞穴。肾藏精，肝藏血，肝肾同源，且精血是生命的根本，因此经常刺激肝俞穴有也有助于肾脏的精血保持充盈，达到养肾的效果。

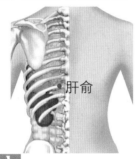

肝俞

【定位】

位于背部，当第9胸椎棘突下，旁开1.5寸。

【主治】

黄疸，胁痛，吐血，目赤，目眩，雀目，癫狂痫，脊背痛。

【功效】

疏肝利胆，理气明目。

【日常保健】

» 按摩：

用拇指指腹按揉肝俞穴100～200次，每天坚持，能够治疗头晕目眩、失眠多梦。

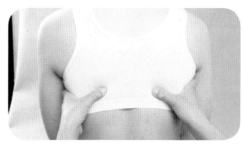

» 艾灸：

手执艾条以点燃的一端对准施灸部位，距离皮肤1.5～3厘米，以感到施灸处温热、舒适为度。每日灸1次，每次灸3～5分钟。可清肝明目，治疗头痛眩晕、腰背痛、眼疾等病症。

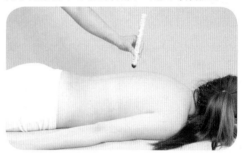

【配伍】

» 肝俞＋肾俞＋太溪

肾俞穴补益肾气，太溪穴滋阴育阳。此三穴合用，有滋阴养血、补肾的作用，能改善肝肾阴虚引起的健忘、失眠。

» 肝俞＋关元＋三焦俞

关元穴培元固本，三焦俞穴利水强腰。三穴合用，有疏肝益肾、健脾除湿的作用，能改善脾肾阳虚产生的泄泻、水肿。

脾俞穴

利湿升清调水液

脾俞属足太阳膀胱经，为脾之背俞穴，内应脾脏，为脾经经气转输之处，善利脾脏水湿。刺激该穴可促使机体生化气血，是重要的保健穴。并且刺激脾俞穴还能改善肾病患者食欲不振、消化不良等症状。

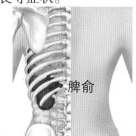

脾俞

【定位】

位于背部，当第11胸椎棘突下，旁开1.5寸。

【主治】

腹胀，黄疸，呕吐，泄泻，痢疾，便血，水肿，背痛。

【功效】

健脾和胃。

【日常保健】

» 按摩：

用拇指指腹按揉脾俞穴100～200次，力度适中，手法连贯。每天坚持，能够促进消化功能。

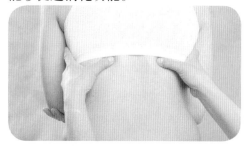

» 艾灸：

施灸时，被施灸者俯卧，施灸者手执艾条以点燃的一端对准施灸部位，距离皮肤1.5～3厘米处施灸。每日灸1次，每次灸3～15分钟。具有健脾补心的功效。

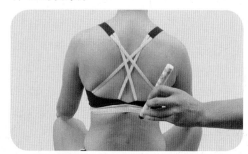

【配伍】

» 脾俞＋太溪＋水泉

太溪穴滋阴育阳，水泉穴清热益肾。三穴合用，有疏调三焦、调节体内水液代谢的功效，有助于改善肾病患者水肿、小便不利等症。

» 脾俞＋足三里＋肾俞

足三里穴疏风化湿，肾俞穴补益肾气。三穴合用，有温阳散寒、调理脾肾的作用，能缓解形寒肢冷、小便清长、消化不良等症。

膀胱俞穴

清利湿热通下焦

膀胱，膀胱腑；俞，输注。该穴名意指膀胱腑中的寒湿水气由此外输膀胱经。刺激膀胱俞穴有清热利水消炎的作用，能改善肾病患者小便短赤、蛋白尿、尿频、尿痛、水肿等由肾脏、尿道或膀胱不适引起的病症。

【定位】

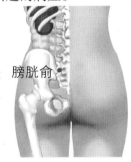

位于骶部，当骶正中嵴旁1.5寸，平第2骶后孔。

膀胱俞

【主治】

小便不利，遗尿，泄泻，便秘，腰脊强痛。

【功效】

通利下焦，清利湿热，通经活络。

【日常保健】

» 按摩：

用食指中指并拢按顺时针方向按揉膀胱俞穴约2分钟，然后按逆时针方向按揉约2分钟，以局部出现酸、麻、胀感觉为佳。每天一次，可治疗泄泻、便秘、遗精、遗尿等病症。

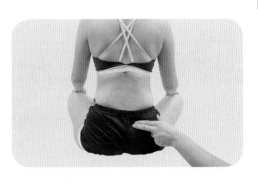

» 艾灸：

手执艾条以点燃的一端对准施灸部位，距离皮肤1.5～3厘米施灸，以感到施灸处温热、舒适为度。每日灸1次，每次灸10分钟左右，灸至皮肤产生红晕为止。可治疗腰痛、排尿不利等病症。

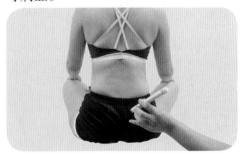

【配伍】

» 膀胱俞＋筑宾＋三阴交

筑宾穴理气助行水，三阴交穴健脾利湿、补益肝肾。三穴合用，有调理下焦、清热利湿的作用，能改善尿热、尿痛的症状。

» 膀胱俞＋三焦俞＋三阴交

三焦俞穴通调三焦，三阴交穴健脾利湿。三穴合用，有很好的渗湿利尿的作用，能改善肾病患者出现的小便不利、小便淋漓等症。

三焦俞穴

升阳益气消水肿

三焦俞穴是足太阳膀胱经的常用俞穴之一，为三焦背俞穴，善于外散三焦之热。人体水液代谢是一个复杂的生理过程，其升降出入、周身环流，必须以三焦为通道才能实现。刺激三焦俞穴可以升阳益气、利水消肿，现代常用于治疗肾炎、尿潴等疾病。

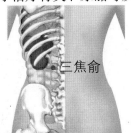

三焦俞

【定位】

位于腰部，当第1腰椎棘突下，左右旁开2指宽处。

【主治】

现代常用于治疗记忆力减退、发烧、失眠、肾炎、腹胀、青春痘、糖尿病、遗精。

【功效】

外散三焦腑之热。

【日常保健】

» 按摩：

用双手拇指按顺时针方向按揉三焦俞穴约2分钟，然后按逆时针方向按揉约2分钟，以局部出现酸、麻、胀感觉为佳。每天一次，可缓解小便不利、水肿、泄泻等病症。

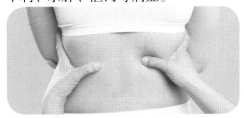

» 艾灸：

手执艾条以点燃的一端对准施灸部位，距离皮肤1.5～3厘米，以感到施灸处温热、舒适为度。每日灸1次，每次灸10分钟左右，至皮肤产生红晕为止。可治疗腰痛、小便不利等病症。

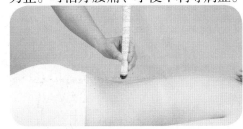

【配伍】

» 三焦俞＋关元＋命门

关元穴固本培元，命门穴强健腰膝。三穴合用，具固本培元、强腰利水、消肿之效，能辅助缓解腰脊强痛、水肿等症。

» 三焦俞＋水分＋中极

水分穴通调水道，中极穴益肾兴阳。三穴合用，有健脾祛湿、利水消肿等功效，能有效防治水肿等水液潴留的症状。

命门穴

补肾壮阳的长寿大穴

命门穴属奇经八脉之督脉，古称为"水火之府，为阴阳之宅，为精气之海，为死生之窦"，又言"命门中乎两肾"，故命门穴能温补元阳、补肾培元而强腰膝、补筋骨，能改善腰膝冷痛、小便清长等肾阳不足的症状。

【定位】

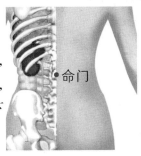

位于腰部，当后正中线上，第2腰椎棘突下凹陷中。

【主治】

虚损腰痛，脊强反折，遗尿，尿频，泄泻，遗精，白浊，阳痿，早泄，赤白带下，五劳七伤，头晕耳鸣，癫痫，惊恐，手足逆冷。

【功效】

培元固本，强健腰膝。

【日常保健】

» 按摩：

用拇指揉按命门穴 100 ~ 200 次，力度先由轻至重，再由重至轻，手法连贯，以局部有酸麻胀感为宜。长期坚持，可治疗遗尿、尿频、泄泻、遗精等。

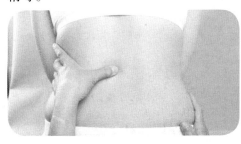

» 艾灸：

手执艾条以点燃的一端对准施灸部位，距离皮肤 1.5 ~ 3 厘米，以感到施灸处温热、舒适为度。每日灸 1 次，每次灸 10 ~ 20 分钟。具有固本温中、滋阴降火的功效。

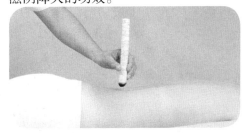

【配伍】

» 命门 + 肾俞 + 太溪

肾俞可益肾助阳，太溪穴调理肝肾。三穴合用，具有补益肝肾、强健筋骨的作用，用于防治腰膝无力，遗尿等。

» 命门 + 交信 + 肓俞

交信穴益肾调经、调理二便，肓俞穴理气止痛、润肠通便。三穴合用，能滋肾阴肾阳，较全面地调理肾脏功能，辅助治疗小便不畅、淋证等病症。

关元穴

温阳固脱的养肾穴

关，关卡；元，元首。关元名意指任脉气血中的滞重水湿在此关卡不得上行，是小肠的募穴。本穴为血液循环的强壮刺激点，又为先天气海，元阴元阳在此交会，古今都作为保健的养生要穴。具有补肾壮阳、理气和血、清热利湿等作用，能用于调理肾阳不足而导致的性寒肢冷、小便清长、乏力等症。

【定位】

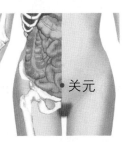

位于下腹部，前正中线上，当脐中下3寸。

关元

【主治】

中风脱证，虚劳冷惫，羸瘦无力，少腹疼痛，霍乱吐泻，痢疾，脱肛，疝气，便血，溺血，小便不利，尿频，尿闭，遗精，白浊，阳痿，早泄，月经不调，经闭，经痛，赤白带下，阴挺，崩漏，阴门瘙痒，恶露不止，胞衣不下，消渴，眩晕。

【功效】

补肾培元，温阳固脱。

【日常保健】

» 按摩：

用拇指指腹按揉法关元穴100～200次，不可以过度用力，按揉时只要局部有酸胀感即可。长期坚持，可治疗泌尿、生殖系统疾患。

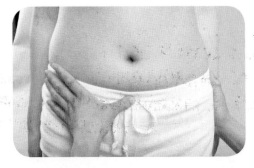

» 艾灸：

艾炷灸或温针灸5～7壮；艾条灸10～15分钟。有强肾壮阳、增加男性性功能的功效，可治疗肾虚而腰酸或阳痿者。

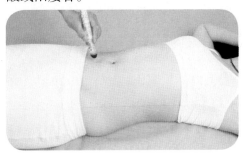

【配伍】

» 关元＋志室＋命门

志室穴补肾壮腰、益精填髓，命门穴培元固本、强健腰膝。三穴合用，有益肾温阳的作用，可改善慢性肾炎患者神疲力乏、畏寒、小便清长等症。

气海穴

温阳益气擅补虚

气海穴是任脉常用俞穴之一，穴居脐下，为先天元气之海。本穴是防病强身之要穴之一，有培补元气、益肾固精、补益回阳、延年益寿之功效。刺灸既能增加元气，又能调摄、疏利下焦气机，兼可改善心、肺、脾、肾脏气虚患。常用于增强人体的免疫力，改善肾脏功能下降出现的乏力、精神不振等症状。

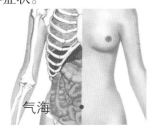

气海

【定位】

位于下腹部，前正中线上，当脐中下 1.5 寸。取穴时，可采用仰卧的姿势，直线连结肚脐与耻骨上方，分为十等分，从肚脐 3/10 的位置，即为此穴。

【主治】

水肿鼓胀，脘腹胀满，水谷不化，大便不通，泻痢不禁，遗尿，遗精，阳痿，疝气，月经不调，痛经，经闭，崩漏，带下，阴挺，腰痛，食欲不振，夜尿症，儿童发育不良等。

【功效】

温阳益气，扶正固本，培元补虚。

【日常保健】

» 按摩：

用拇指指腹按压气海穴约 30 秒，然后按顺时针方向按揉约 2 分钟，以局部出现酸、麻、胀感觉为佳。长期坚持，可治疗遗尿、下腹疼痛等症。

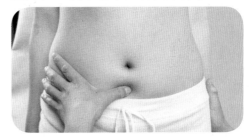

» 艾灸：

每天温和灸气海穴 10 ~ 20 分钟，长期坚持，可治疗遗尿、气喘、肠炎等病症。

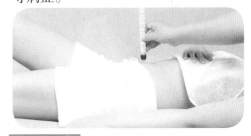

【配伍】

» 气海 + 水分 + 三阴交

水分穴通调水道，三阴交穴调理肝肾。三穴合用，有温阳理气行水的作用，能用于防治肾阳不足导致的水肿。

京门穴

温阳益肾兼通淋

京，指发源地，又含京都之意；门，出入之处。本穴为肾之募穴，主治水道不利，为益肾利水之要穴，水液出入之门户，故名。京门穴具有补益肾精、强身壮腰、延缓衰老的功效，经常刺激该穴除了能达到保健的目的外，还可用来治疗各种慢性肾脏疾病，尤其是对于各种原因引起的肾虚症状有不错的效果。

【定位】

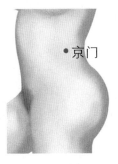

• 京门

位于侧腰部，章门后 1.8 寸，当十二肋骨游离端的下方。

【主治】

肠鸣，泄泻，腹胀，腰胁痛。

【功效】

健脾通淋，温阳益肾。

【日常保健】

» 按摩：

用拇指按揉京门穴 100 ~ 200 次，力度稍重，长期坚持，可治疗腰痛、肾炎等病症。

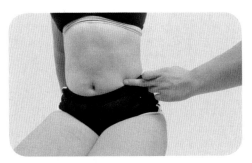

» 艾灸：

宜采用温和灸。每日灸 1 次，每次灸 5 ~ 15 分钟，灸至皮肤产生红晕为止。可治疗小便不利、水肿、肠鸣等病症。

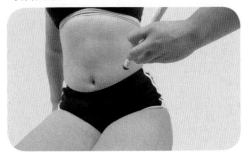

【配伍】

» 京门 + 肾俞 + 三阴交

肾俞穴滋阴益肾，三阴交穴调补肝肾、行气活血。三穴合用，有补肾壮腰、利水消肿的作用，主治肾虚腰痛、水肿等病症。

» 京门 + 肾俞 + 膀胱俞 + 三焦俞

肾俞穴滋阴益肾，膀胱俞穴通利下焦、清利湿热，三焦俞穴通利三焦、温阳化湿。四穴合用，能起到很好的益肾利尿的功效，改善腰膝酸软、水肿、小便不利等病症。

水分穴

通调水道减肾负

水，地部水液；分，分开。该穴名意指任脉的冷降水液在此分流，为任脉的重要穴位之一。本穴的重要作用就是将聚集在任脉的水液散开，促进水分代谢，有分流水湿的作用。刺激本穴位对以水分太多为原因的浮肿，肾脏病等的疗效明显。

【定位】

位于上腹部，前正中线上，当脐中上1寸。

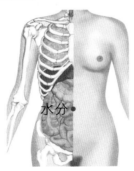

【主治】

腹坚肿如鼓，绕脐痛冲心，肠鸣，肠胃虚胀，反胃，泄泻，水肿，小儿陷囟，腰脊强急，肠炎，胃炎，肠粘连，泌尿系炎症。

【功效】

通调水道，理气止痛。

【日常保健】

» 按摩：

用拇指或中指指腹按揉水分穴

100～200次，长期坚持，可改善反胃、胃炎、水肿、肾炎等病症。

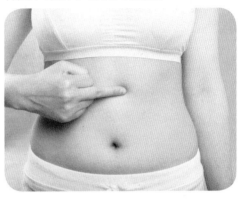

» 艾灸：

宜采用温和灸。每日灸1次，每次灸5～10分钟，至皮肤产生红晕为止。可治疗肠炎、腹痛、水肿等病症。

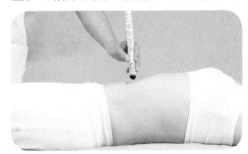

【配伍】

» 水分＋关元＋中极

关元穴补肾培元，中极穴益肾兴阳。三穴合用，有清热利湿、通调水道的作用，治疗小便不利。

» 水分＋脾俞＋三阴交

脾俞穴健脾和胃、利湿升清，三阴交穴健脾利湿、补益肝肾。三穴合用，能健脾理气、促进体内水液代谢，主要用以治疗浮肿等。

中极穴

益肾通利缓水肿

中，与外相对，指穴内；极，屋之顶部横梁。此穴位为人体任脉上的主要穴道之一，为膀胱之募穴，穴名意指任脉气血在此达到天部中的最高点。刺激中极穴可以促进排尿，能改善小便不畅、热痛等肾炎症状。

【定位】

位于下腹部，前正中线上，当脐中下4寸。

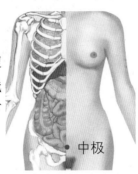

中极

【主治】

小便不利，遗溺不禁，阳痿，早泄，遗精，白浊，疝气偏坠，积聚疼痛，月经不调，阴痛，阴痒，痛经，带下，崩漏，阴挺，产后恶露不止，胞衣不下，水肿。

【功效】

益肾兴阳，通经止带。

【日常保健】

» 按摩：

用拇指顺时针按揉中极穴2分钟，然后逆时针按揉2分钟，力度适中，手法连贯，按揉至局部有胀麻感为宜。每天坚持，能够治疗月经不调、腹痛、泄泻、水肿等病症。

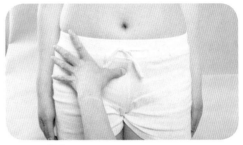

» 艾灸：

艾炷灸或温针灸5～7壮；艾条灸10～15分钟。每天一次，可治疗遗精、膀胱炎、精力不济等症状。

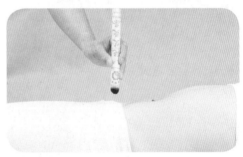

【配伍】

» 中极＋三阴交＋气海

三阴交穴健脾利湿、补益肝肾，气海穴温阳益气。三穴合用，有行气利水的作用，辅助肾病患者调理肾气，并减轻水肿现象。

» 中极＋膀胱俞＋三阴交

膀胱俞穴通利下焦、清利湿热，三阴交穴健脾和胃、调补肝肾。三穴合用，有健脾益肾、渗湿利尿的作用，可用治疗膀胱炎、尿道炎等病症。

足三里穴

健脾和胃助调肾

足三里为足阳明胃经之合穴，是五俞穴之一，"合治内腑"，凡六腑之病皆可用之，是一个强壮身心的大穴。故刺激足三里穴具有健脾和胃、生化气血的功效，可用以缓解肾病患者的胃肠不适症状，有利于患者的康复。

【定位】

位于小腿前外侧，当犊鼻下3寸，距胫骨前缘一横指（中指）。

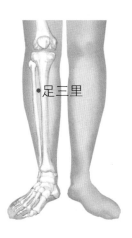

·足三里

【主治】

急慢性胃肠炎，十二指肠溃疡，胃下垂，痢疾，阑尾炎，肠梗阻，肝炎，高血压，高脂血症，冠心病，心绞痛，风湿热，支气管炎，支气管哮喘，肾炎，肾绞痛，膀胱炎，阳痿，遗精，功能性子宫出血，盆腔炎，休克，失眠等。

【功效】

调理脾胃，补中益气，通经活络，疏风化湿，扶正祛邪。

【日常保健】

» 按摩：

每天用大拇指或中指按压足三里穴一次，每次每穴按压1～3分钟，每分钟按压15～20次，长期坚持，可改善肾炎、肾绞痛、膀胱炎、阳痿等病症。

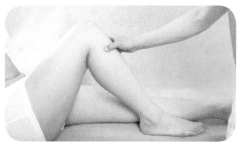

» 艾灸：

每周用艾条灸足三里穴1～2次，每次灸15～20分钟。坚持2～3个月，有理脾胃、调气血、补虚弱之功效。

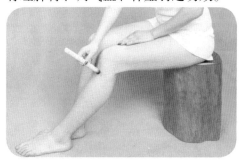

【配伍】

» 足三里 + 脾俞 + 气海 + 肾俞

脾俞穴利湿升清，气海穴温阳益气，肾俞穴滋阴益肾。四穴合用，有温阳散寒、调理脾胃的作用，改善肾阳虚导致的食欲差、难消化等病症。

三阴交穴

滋补脾肝肾之阴

三阴，足三阴经；交，交会。属足太阴脾经，该穴名意指足部的三条阴经中气血物质在本穴交会。刺激三阴交穴，可疏调足三阴经之经气，治疗全身多种不适与病症，也能用以改善肾病患者肾功能下降出现的乏力、精神不振、小便不利、消化不良等症。

【定位】

位于小腿内侧，当足内踝尖上3寸，胫骨内侧缘后方。

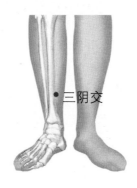

三阴交

【主治】

肠鸣腹胀，泄泻，月经不调，带下，阴挺，不孕，滞产，遗精，阳痿，遗尿，疝气，心悸，失眠，高血压病，高脂血症、下肢痿痹，脚气。

【功效】

健脾和胃，调补肝肾，行气活血，疏经通络。

【日常保健】

» 按摩：

用拇指顺时针按揉三阴交穴2分钟，然后逆时针按揉2分钟，力度适中，手法连贯，按揉至局部有胀麻感为宜。每天坚持，能够治疗月经不调、腹痛、泄泻、水肿等病症。

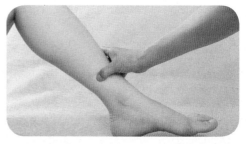

» 艾灸：

宜采用温和灸。每日灸1次，每次灸10～15分钟，至皮肤产生红晕为止。可改善月经不调、腹水浮肿等病症。

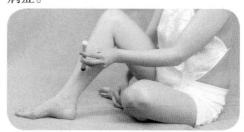

【配伍】

» 三阴交 + 脾俞 + 肾俞 + 水分

脾俞穴利湿升清，肾俞穴滋阴益肾，水分穴通调水道。四穴合用，有健脾益肾、温阳化湿的功效，用以改善浮肿小便不利等肾阳虚且体内水汽不化的症状。

第五章

辨证治疗——
常见肾病调养方案

慢性肾小球肾炎

慢性肾小球肾炎不是独立性疾病，只是任何原发或继发性肾小球肾炎在进入终末期肾衰前的进展阶段，此时不同类型肾小球肾炎的病理和临床表现渐趋一致，肾脏缩小，肾功能减退，肾损害呈不可逆性。所有终末期肾衰病例中，约60%是由慢性肾小球肾炎引起。本病可发生在不同年龄，老年人也不少，男性的发病率较女性为高。

[发病原因]

关于慢性肾炎的病因和发病原理目前尚有争论，但大多数认为本病与急性肾炎是同一疾病的不同病期，是一种与感染，特别是乙型溶血性链球菌感染有关的免疫反应性疾病。肾脏的病变大多为双侧弥漫性，少数呈局灶性。早期肾小球毛细血管内皮细胞增生，伴有炎性细胞浸润，肾小管上皮细胞有混浊脂肪性变，管腔内有脱落的上皮细胞，肾脏肿大而苍白，成为"大白肾"。晚期多数肾小球呈纤维化和玻璃样变，所属肾小管显著萎缩。最后肾单位结构完全消失，肾间质中纤维组织增生，肾小球动脉不同程度慢性硬化。由于肾纤维化和多数肾单位的消失、肾脏体积缩小，被膜与肾皮质粘连不易剥离，皮质变薄而不规则成为皱缩肾。

中医学视慢性肾炎的临床表现概述为"正水"和"石水"，属于"水肿"病中的"阴水"范畴。其病因包括两个方面，外因是外感风寒湿热或疫毒，内因是七情内伤、饮食不节、房事过度等。病机主要是肺、脾、肾的虚损，气血、阴阳的失调。病变由虚致实，虚实夹杂。水肿为慢性肾炎的首要症状，由于肺、脾、肾、三焦气化失常，水液代谢障碍，水湿留滞而为水肿。慢性肾炎尿的改变如蛋白尿、血尿、管型尿，其机理是肺、脾、肾三脏的虚损，升降失司，精关不固，津液不能输布。

[临床表现]

本病起病缓慢，病情迁延反复，肾功能逐步减退，后期出现贫血、尿毒症。慢性肾炎病人多有尿的改变，包括蛋白尿、血尿、管形尿。可有程度不同的水肿和高血压。病程中可因感染等原因诱发急性发作，出现类似急性肾炎的表现，如起病急，有感冒症状，突然出现或加重的水肿、血尿、蛋白尿等。

根据慢性肾炎的临床表现可进一步分为以下三型：

1. 慢性肾炎普通型。有肾炎的各种症状，但无突出表现。

2. 慢性肾炎高血压型。除一般肾

炎症状外，有高血压的突出表现。

3.慢性肾炎急性发作型。在慢性过程中出现急性肾炎综合征表现。

［预防措施］

慢性肾炎是一个缓慢的肾功能进行性损害的过程。当肾功能损害一定程度后便进入尿毒症期。所以慢性肾炎的预防，应重点放在保全肾功能，防止肾单位进一步受损的措施上。

1.适当休息。正常人进行剧烈体力活动时，可产生暂缺性肾缺血，导致蛋白尿、血尿和管型尿，故肾炎患者（包括单纯血尿和单纯蛋白尿患者在内），均应避免剧烈运动。

2.合理饮食。慢性肾炎肾功能正常的患者，可不必限制饮食，但有水肿和高血压时，应限制盐的摄入，每日食盐入量为 1～3 克。关于蛋白质的摄入，慢性肾炎尤其是肾功能不太好的患者（血肌酐 > 226 毫摩尔 / 升），应采用低蛋白饮食。大量的前瞻性研究已证实，低蛋白饮食可明显延缓进入终末期肾衰。此时患者应该低盐、高质量低蛋白、低脂饮食。高质量蛋白每日 40 克左右，如鱼肉、纯瘦肉等。

3.预防感染。老年慢性肾炎患者由于自身抵抗力差，极易感染，常见的感染部位有：上呼吸道、胆道、泌尿道、胃肠道等。因老年人对疾病的反应性差，受到感染后，临床症状常不典型，所以老年肾炎患者对于突然出现的发热，咳嗽，泄泻，尿频，尿急，尿痛等，应及时到医院检查，化验小便、血常规或做细菌培养，然后及时选用有效的抗生素。一般来说，可选用青霉素、氨苄西林、头孢菌素、诺氟沙星等。

［中医辨证论治］

肺失宣降，脾运不健，临床表现为恶寒发热、咳嗽喘促、胸闷、咽痛口渴、高度浮肿、以上半身为主。可选越婢加术汤加减（麻黄 6 克，生姜 3 片，甘草 5 克，红枣 5 个，石臂、白术、益母草、车前草各 15 克）。

脾肾阳虚，水湿泛滥，表现为全身浮肿、肢凉怕冷、食欲不振、大便溏、腰酸痛，可选实脾饮加减（厚朴、白术、木瓜、草果、制附子、干姜、大腹皮各 10 克，益母草、白茅根各 15 克）。

肾阴亏虚，精气外泄，表现为腰酸痛、尿有蛋白、头昏耳鸣、口干、五心烦热，方可用六味地黄丸（熟地黄、云苓、淮山各 15 克，山茱萸、泽泻、牡丹皮各 10 克）。

肝脾不足，精血亏虚，表现为初起身乏腹胀、继则高度浮肿、全身晄白光亮、按之凹陷不深而有细致皱纹、腹部臌隆胀满、尿量极少、面色萎黄、神疲不支、肢体麻木，可选十全大补汤（当归、白芍、熟地黄、茯苓各 15 克，党参 12 克，川芎、白术各 10 克，炙甘草 6 克，黄芪 20 克，肉桂 3 克）。

艾灸疗法

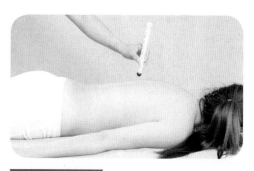

灸肾俞穴

【定位】

该穴位于腰部，当第2腰椎棘突下，旁开1.5寸。

【艾灸】

手执艾条以点燃的一端对准施灸部位，距离皮肤1.5～3厘米，以感到施灸处温热、舒适为度。

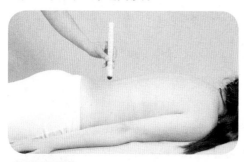

灸肝俞穴

【定位】

该穴位于背部，当第9胸椎棘突下，旁开1.5寸。

【艾灸】

手执艾条以点燃的一端对准施灸部位，距离皮肤1.5～3厘米，以感到施灸处温热、舒适为度。每次灸10～20分钟，至皮肤产生红晕为止。

灸三焦俞穴

【定位】

位于腰部，当第1腰椎棘突下，左右旁开2指宽处。

【艾灸】

手执艾条以点燃的一端对准施灸部位，距离皮肤1.5～3厘米，以感到施灸处温热、舒适为度，每次灸10～20分钟，至皮肤产生红晕为止。

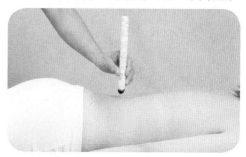

灸京门穴

【定位】

位于侧腰部，章门后1.8寸，当十二肋骨游离端的下方。

【艾灸】

宜采用温和灸。每日灸1次，每次灸5～15分钟，至皮肤产生红晕为止。

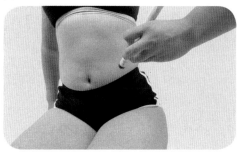

專家解析

艾灸以上穴位有温肾通络、疏肝理气、利水等功效，可用以改善腰膝酸软、腹胀痛、水肿等病症。

拔罐疗法

拔罐复溜穴

【定位】

位于小腿内侧，太溪直上 2 寸，跟腱的前方。

【拔罐】

用拔罐器把罐吸拔在复溜穴上，留罐 10 分钟，以局部皮肤泛红、充血为度。

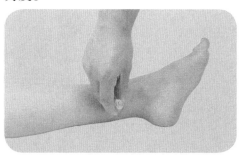

拔罐气海穴

【定位】

位于下腹部，前正中线上，当脐中下 1.5 寸。

【拔罐】

取口径 1.5 厘米的玻璃罐，用闪火法把罐吸拔在气海穴上，留罐 10 分钟。

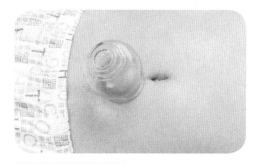

拔罐三阴交穴

【定位】

位于小腿内侧，当足内踝尖上 3 寸，胫骨内侧缘后方。

【拔罐】

取口径 1.5 厘米的玻璃罐，用闪火法把罐吸拔在三阴交穴上，留罐 10 分钟。

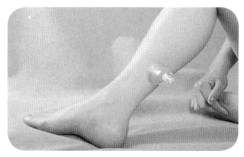

拔罐足三里穴

【定位】

位于小腿前外侧，当犊鼻下3寸，距胫骨前缘1横指，当胫骨前肌上。

【拔罐】

取口径1.5厘米的玻璃罐，用闪火法把罐吸拔在足三里穴位上，留罐10分钟。

专家解析

拔取以上穴位主要用以温补脾肾、化湿利水消肿，能改善手足冰冷、水肿、四肢无力以及消化不良、食欲差等病症。

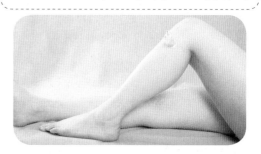

肾病综合征

肾病综合征是一组由多种病因引起的临床症候群，以肾小球毛细血管壁对血浆蛋白通透性明显增高为特征，临床表现为大量蛋白尿、高度水肿、高脂血症、低蛋白血症（简称"三高一低"）。老年人患肾病综合征，以继发性肾病综合征为多见，由于其他疾病损害所致，如糖尿病、结缔组织病、肾淀粉样变，或伴有恶性肿瘤。

[发病原因]

引起肾病综合征的原因很多，主要可归纳为三种情况：

1. 肾脏本身的疾病。由原发性肾小球疾病如各型肾炎演变成肾病综合征。

2. 毒物、药物与过敏所致。如有机或无机汞中毒，金属剂中毒，植物毒素中毒，昆虫咬伤，毒蛇咬伤，花粉过敏，疫苗过敏，药物过敏（如磺胺、青霉胺等）。

3. 全身性疾病累及肾脏。如系统性红斑狼疮、糖尿病性肾小球硬化、恶性高血压等。至于这些疾病为什么会引起肾病综合征，机理尚未完全清楚。

根据本病的临床特点，属于中医"水肿"的范畴，其发病内可因脾、肾二脏阳虚、气虚或功能不足，外可因风寒湿邪侵袭而诱发。肾虚不能宣通水气，脾肾不能制水，故水气盈溢，渗液皮肤，流遍四肢，发为水肿。

[临床表现]

肾病综合征的临床表现，可归纳为"三高一低"：大量蛋白尿，尿常规检查尿蛋白、24 小时尿蛋白的排出量在 3.5 克以上；高度水肿，四肢、躯干、甚至阴囊皆水肿；高脂血症，血脂升高，以胆固醇为主（正常值：总胆固醇 2.8 ~ 6.0 毫摩尔 / 升，甘油三酯 0.23 ~ 1.20 毫摩尔 / 升，高密度脂蛋白 1.03 ~ 1.55 毫摩尔 / 升）；低蛋白血症，即血中白蛋白低于 30 克 / 升。有的可伴有胸水、腹水、胸闷气逼，脘腹胀满，尿量明显减少，由于尿蛋白浓度高，易起泡沫。由于大量蛋白质的丢失，多数患者伴有神疲乏力、头晕、心悸、食欲缺乏、恶心呕吐，大便溏薄，短气懒言。

［预防措施］

1. 控制原发病。老年肾病综合征患者，常继发于其他疾病如糖尿病等，及时有效地治疗糖尿病等原发病，可预防继发肾病综合征。

2. 预防感冒。预防风邪外袭，平时酌情加强体育锻炼，还可常服玉屏风散（黄芪、防风、白术，等分研末，每次服 10 克，每日 2 ~ 3 次）以振兴卫阳，固密腠理，预防感冒，杜绝发病诱因。

3. 防止感染。保护皮肤清洁，及时治疗皮肤疮疖痒疹，消除慢性咽炎、慢性扁桃体炎等病灶，保持下阴的清洁卫生，勤换衣裤。一旦出现尿路感染，应及时治疗。

4. 保持心情舒畅。注意精神调养，鼓励病员增强乐观主义精神，消除对疾病的恐惧心理。

5. 保持环境干燥。防止水湿内侵，避免潮湿的居住环境，或涉水冒雨，汗出遏水，或穿潮湿衣服。忌暴饮暴食，过食肥甘之品。

［中医辨证论治］

肾阳虚，表现为周身浮肿、腰膝酸软、怯冷形寒、小便短少，可选用真武汤加味（制附子、白术、桂枝各 10 克，茯苓、白芍、车前子各 15 克，生姜 6 克）以温阳利水。

脾气虚，水湿逗留，表现为肌肤或全身水肿、气短、乏力，可选用防己茯苓汤加味（防己、白术、桂枝、泽泻、生姜皮各 10 克，茯苓 30 克，黄芪 15 克）健脾益气利水。

瘀水交阻，表现为面色黧黑、唇舌肌肤有瘀点或色素沉着、尿少、浮肿，可选用桃红四物汤加味（桃仁、红花、当归、防己、赤芍、泽兰各 10 克，益母草 15 克，川芎 6 克）化瘀利水。

阴虚湿热，表现为面红时伴浮肿、怕热、汗出、五心烦热、心悸失眠、小便短涩。可选用大补阴丸合猪苓汤（黄柏、知母各 6 克，猪苓、泽泻各 10 克，龟板、茯苓、薏苡仁、石苇各 15 克）以滋阴清热利水。

艾灸疗法

灸然谷穴

【定位】

位于足内侧缘，足舟骨粗隆下方，赤白肉际。

【艾灸】

艾条温和灸。每日灸1次，每次灸然谷穴5～10分钟左右，灸至皮肤产生红晕为止。

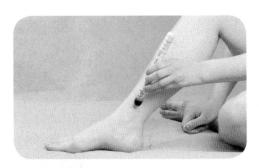

灸水泉穴

【定位】

位于足内侧，内踝后下方，当太溪直下1寸，跟骨结节的内侧凹陷处。

【艾灸】

宜采用温和灸。每日灸1次，每次灸水泉穴5～10分钟左右，灸至皮肤产生红晕为止。

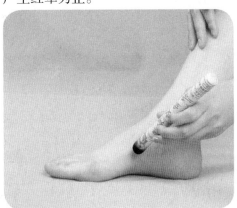

灸复溜穴

【定位】

位于小腿内侧，太溪直上2寸，跟腱的前方。

【艾灸】

宜采用温和灸。每日灸1次，每次灸复溜穴5～10分钟左右，灸至皮肤产生红晕为止。

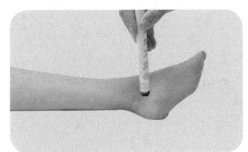

灸四满穴

【定位】

位于下腹部，当脐中下2寸，前正中线旁开0.5寸。

【艾灸】

宜采用温和灸。每日灸1次，每次灸四满穴5～10分钟左右，灸至皮肤产生红晕为止。

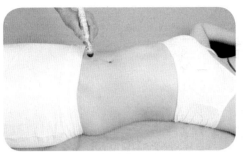

专家解析

艾灸以上穴位有通利三焦、清利湿热等功效，能辅助改善蛋白尿、水肿、高脂血症等症。

刮痧疗法

刮拭复溜穴

【定位】

位于小腿内侧，太溪直上2寸，跟腱的前方。

【刮拭】

以面刮法刮拭复溜穴，力度由轻渐重，以局部皮肤发红发热为度。

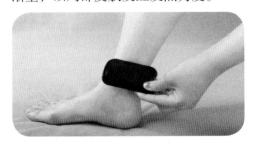

刮拭照海穴

【定位】

位于足内侧，内踝尖下方凹陷处。

【刮拭】

用平面按揉法刮拭照海穴，至皮肤发红、出痧为止。

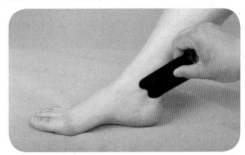

刮拭大钟穴

【定位】

位于足内侧，内踝下方，当跟腱附着部的内侧前方凹陷处。

【刮拭】

用角刮法从中间向外侧刮拭大钟穴3~5分钟，至皮肤发红、出痧为止。

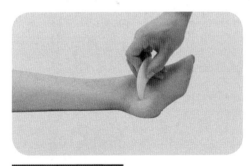

刮拭足三里穴

【定位】

位于小腿前外侧，当犊鼻下3寸，距胫骨前缘1横指（中指）。

【刮拭】

用面板法从上向下刮拭足三里穴，力度适中，以局部皮肤潮红出痧为度。

专家解析

刮拭上述穴位有健脾化湿、益肾利尿等功效，主要用于改善水肿、蛋白尿等症，也能缓解腹胀、呕吐、乏力。

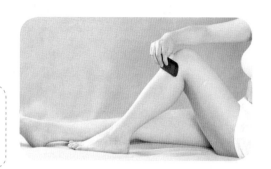

肾盂肾炎

肾盂肾炎是指肾脏及肾盂的炎症，大都由细菌感染引起，一般伴下泌尿道炎症（如尿频尿急、尿热等）。根据临床病程及症状，肾盂肾炎可分为急性及慢性两期，慢性肾盂肾炎是导致慢性肾功能不全的重要原因。

根据国内统计，泌尿系感染占泌尿系统疾病的首位，约42.9%，肾盂肾炎约占住院病人的1.1%～4%。肾盂肾炎男女发病率之比为1∶5。近三四十年来虽采用抗菌药物治疗，但肾盂肾炎的发病率并未降低。

其中革兰氏阴性菌占75%，阳性菌占25%。革兰氏阴性菌中以大肠杆菌最常见，其次是副大肠杆菌、绿脓杆菌、变形杆菌、产气杆菌等；阳性以葡萄球菌最常见，其次是肠球菌及绿色链球菌。

中医学认为急性肾盂肾炎以邪实为主，正邪相搏，表现为一派湿热征象。湿热久稽，耗伤津液，损伤正气，致使临床表现为肾阴不足、脾肾两虚的证候。此时，正虚邪恋，则属于慢性肾盂肾炎的阶段。

［发病原因］

健康人尿道内常有少量细菌存在，但大多数为非致病菌。男性前尿道3～5厘米处常有菌；女性尿道外段1厘米处均有菌，中段80%有菌，近膀胱4厘米处约50%有菌。当机体抵抗力低下时，细菌乘虚而入并致病。

常见的致病菌：引起肾盂肾炎的细菌多是会阴部及肠道内常见的菌种，

［临床表现］

1. 急性肾盂肾炎。本病可发生于各种年龄，但以育龄妇女最多见，起病急骤，主要有以下症状：高热、寒战，体温多在38℃～39℃之间。也有高达40℃，伴有头痛、全身酸痛，泌尿系症状突出，如腰痛，少数可有腹部绞痛，沿输尿管向膀胱方向放射。肾区叩击痛，患者常有尿频尿急、尿痛等膀胱刺激症状。部分患者还有食欲不振、恶心、呕吐等胃肠道症状。

2.慢性肾盂肾炎。半数以上患者有急性肾盂肾炎病史，有乏力、低热、厌食及腰酸腰痛等症状，并伴有尿频、尿急、尿痛等下尿路刺激症状。后期可见夜尿多，氮质血症，甚至尿毒症。

[预防措施]

1.增强体质。积极参加各种适宜的活动，增强体质，提高机体的防御能力。

2.消除诱因。慢性肾盂肾炎反复不愈者，应积极寻找并消除发病的诱因，如糖尿病、肾结石及尿路梗阻等。

3.清除炎性病灶。寻找并去除炎性病灶，如男性的前列腺炎，女性的尿道旁腺炎、阴道炎及宫颈炎。

4.减少器械刺激。减少不必要的导尿及泌尿器械操作，如必需保留导尿应预防性应用抗菌药物，如口服诺氟沙星，每次0.2克，每日2～3次。

5.注意性生活及外阴卫生。女性患肾盂肾炎与性生活有关者，应于性生活后即排尿，并内服一片复方新诺明片，同时注意会阴部的卫生，勤换洗衬裤。

[中医辨证论治]

膀胱湿热，表现为小便频数、点滴而下、尿色黄赤、灼热刺痛、伴发热、口苦，可选用八正散加减（车前草15克，瞿麦、萹蓄、山栀、滑石、草薢、乌药、金银花各10克，生草梢6克）。

肝胆湿热，表现为尿频而热、口苦、少腹痛、寒热交作，可选用龙胆泻肝汤加减（龙胆草、栀子、黄芩、柴胡、车前子、生地黄、泽泻各10克）。

肾阴不足，湿热留恋，表现为尿频而短、小便涩痛、欲出不尽、低热、腰膝酸软、头晕耳鸣，可选用知柏地黄汤加减（知母、黄柏、生地黄、淮山、山茱萸、车前草各10克，茯苓12克）。

按摩疗法

按揉肾俞穴

【定位】

该穴位于腰部，当第2腰椎棘突下，旁开1.5寸。

【按摩】

用双手拇指指腹按压肾俞穴1～2分钟，再按顺时针方向按揉约1分钟，然后按逆时针方向按揉约1分钟，以局部出现酸、麻、胀感觉为佳。

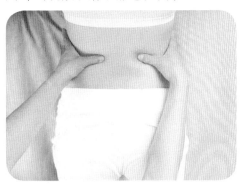

按揉肝俞穴

【定位】

位于背部，当第9胸椎棘突下，旁开1.5寸。

【按摩】

用两手拇指指腹按顺时针方向按揉肝俞穴约2分钟，然后按逆时针方向按揉约2分钟，以局部出现酸、麻、胀感觉为佳。

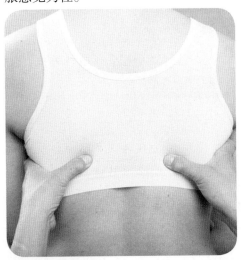

按揉脾俞穴

【定位】

该穴位于背部，当第11胸椎棘突下，旁开1.5寸。

【按摩】

按摩者用两手拇指按在脾俞穴上，其余四指附着在肋骨上，按揉约2分钟；或捏空拳揉擦脾俞穴30～50次，擦至局部有热感为佳。

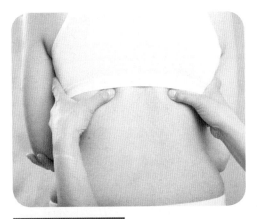

按揉三焦俞穴

【定位】

该穴位于腰部，当第1腰椎棘突下，左右旁开2指宽处。

【按摩】

用双手拇指按顺时针方向按揉三焦俞穴约2分钟，然后按逆时针方向按揉约2分钟，以局部出现酸、麻、胀感觉为佳。

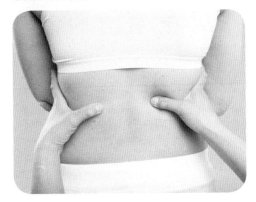

专家解析

按摩以上穴位调理肝脾肾，能改善急性肾盂肾炎引起的胸腹胀痛、恶心、呕吐、头痛、眩晕等症。

按揉肾俞穴

【定位】

该穴位于腰部，当第2腰椎棘突下，旁开1.5寸。

【按摩】

用双手拇指重叠按压肾俞穴1~2分钟，再按顺时针方向按揉约1分钟，然后按逆时针方向按揉约1分钟，以局部出现酸、麻、胀感觉为佳。

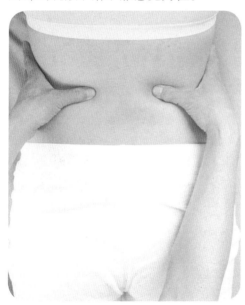

按揉命门穴

【定位】

该穴位于腰部，当后正中线上，第2腰椎棘突下凹陷处。

【按摩】

用拇指按顺时针方向按揉命门穴约2分钟，然后按逆时针方向按揉约2

分钟，以局部出现酸、麻、胀感觉为佳。

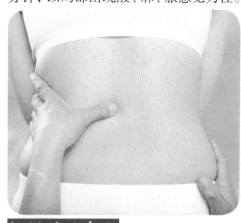

按揉膀胱俞穴

【定位】

位于骶部，当骶正中嵴旁1.5寸，平第2骶后孔。

【按摩】

用食指中指并拢按顺时针方向按揉膀胱俞穴约2分钟，然后按逆时针方向按揉约2分钟，以局部出现酸、麻、胀感觉为佳。

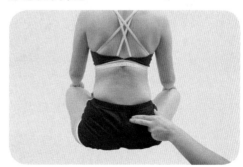

专家解析

按摩以上穴位可调理肝肾、滋补肾阴、利水强腰，能辅助缓解慢性肾盂肾炎引起的胸腹胀痛、腰膝酸软、头痛眩晕等症。

刮痧疗法

刮拭照海穴

【定位】

位于足内侧，内踝尖下方凹陷处。

【刮拭】

用平面按揉法刮拭照海穴，至皮肤发红、出痧为止。

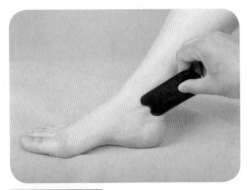

刮拭大钟穴

【定位】

位于足内侧，内踝下方，当跟腱附着部的内侧前方凹陷处。

【刮拭】

用角刮法从中间向外侧刮拭大钟穴3～5分钟，至皮肤发红、出痧为止。

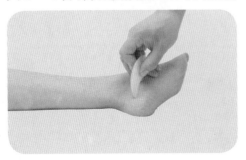

刮拭水泉穴

【定位】

位于足内侧，内踝后下方，当太溪直下1寸，跟骨结节的内侧凹陷处。

【刮拭】

以面刮法从上向下刮拭水泉穴3分钟，力度由轻渐重，以局部皮肤发红发热为度。

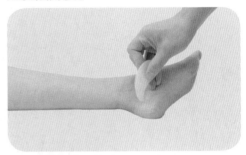

刮拭三阴交穴

【定位】

位于小腿内侧，当足内踝尖上3寸，胫骨内侧缘后方。

【刮拭】

以面刮法从上向下刮拭下肢三阴交穴3～5分钟，以局部皮肤发红发热或出痧为度。

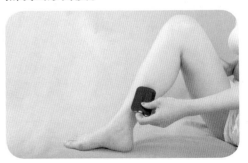

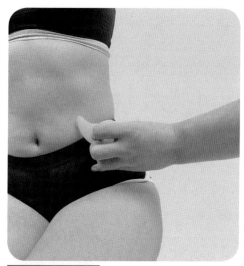

刮拭以上穴位有益肾调肝健脾、利水消肿的功效，用以治疗急性肾盂肾炎引起的腹胀痛、尿不畅、水肿等症。

刮拭命门穴

【定位】

位于腰部，当后正中线上，第2腰椎棘突下凹陷中。

【刮拭】

以面刮法刮拭命门穴3~5分钟，以皮肤出痧为度。

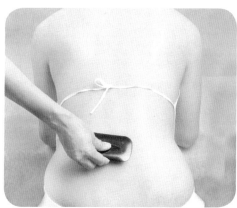

刮拭京门穴

【定位】

位于侧腰部，章门后1.8寸，当十二肋骨游离端的下方。

【刮拭】

以面刮法刮拭京门穴3~5分钟，以皮肤出痧为度。

刮拭脾俞穴

【定位】

位于背部，当第11胸椎棘突下，旁开1.5寸。

【刮拭】

以面刮法刮拭脾俞穴3~5分钟，以皮肤出痧为度。

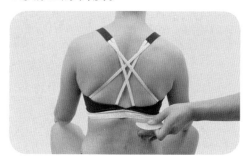

专家解析

刮拭以上穴位可益肾强腰、健脾祛湿、利尿消肿，能用以上治疗慢性肾盂肾炎引起的尿不畅、水肿、腰痛、消化不佳等不适。

肾石病

肾石病是指肾脏、输尿管、膀胱及尿道结石，所以又称为泌尿系结石或尿石病。本病在美、英、东南亚和印度等地发病率甚高。根据近年国内的统计，肾石病的发病率有上升趋势，在两广和云、贵、川、湘、赣等南方省份，肾石病已是泌尿外科中占第一位的常见疾病，在其他省市也分别占第二位至第五位。

［发病原因］

肾石病的病因比较复杂，有些因素尚未认识清楚，综合有关论述，可归纳为三个方面：

1. 局部病因。肾结石的基本形成过程是某些生理异常因素造成晶体物质（如钙、草酸、尿酸、胱氨酸等）在尿中浓度升高或溶解度降低，呈过饱和状态，析出结晶并与有机基质（如基质A、酸性黏多糖等）组成核心，然后结晶体在局部增长、聚集，最终形成结石。以下因素影响结石的形成：（1）尿液中结晶成分增多，如高钙尿、高草酸尿、高尿酸尿，在肾结石的形成过程中起着非常重要的作用；（2）尿路感染：持续或反复尿路感染可引起感染性结石；（3）尿液呈酸性时，尿pH值降至5.5以下，溶解度显著降低，有利于结石的形成。尿量过少则尿中结晶成分浓度升高，有利于结石形成；（4）饮食与药物的影响，饮用硬水、营养不良、缺乏维生素A、服用磺胺类药物、乙酸唑胺等也易引起结石。

2. 新陈代谢紊乱。与肾结石形成的关系极为复杂，目前认识尚不全面。

3. 其他因素。气候、水质、遗传、性别、年龄、饮食和职业等环境因素对肾结石均有一定的影响。现已肯定，气候干热，日照期长，可使尿浓缩，从而易于生长结石，8、9月结石发病率最高，冬季最低。原因不明的肾结石多是30～40岁，男性较女性多4～5倍，15岁以下的儿童极罕见。据有关统计，食糖过多可能促进肾结石形成，办公室工作人员，特别是高温室内工作者，如厨师发病率较高。

一般认为肾石症隶属祖国医学"淋证"门中的"砂淋""石淋""血淋"的范畴。其成因大都认为是肾虚、膀胱气化不利、湿热蕴结于下焦，尿液受湿热煎熬，浊质凝结而为结石。

［临床表现］

肾石病的症状取决于结石的大小、形状、所在部位和有无感染、梗阻等并发症。

肾结石可能长期存在而无症状，

如固定在肾盂或下肾盏内不移动而又无感染的结石。另外，表面光滑的小结石，能自动排出也不引起明显症状。

肾结石引起的疼痛可分为钝痛和绞痛。绝大多数病人（约40%～50%）都有腰痛和上腹部间歇性发作的疼痛史，多数呈阵发性，亦可为持续性疼痛。疼痛轻时，可能仅表现为腰部酸胀或不适，劳动可使疼痛发作或加重。肾结石绞痛是严重刀割样痛，常突然发作，疼痛常放射至下腹部、腹股沟、大腿内侧，女性放射至阴唇部位。肾绞痛发作时，病人呈痛苦面容，缩卷在床，双手紧压腹部或腰部，甚至在床上翻滚，呻吟不已。可持续几小时，也可几分钟即缓解。

血尿是肾石病另一主要症状，疼痛时，常伴发肉眼血尿或化验出现镜下血尿。有些病人尿中可排出砂石，或解不出小便，或出现尿频尿急、尿痛等症状。

预防措施

肾石病不仅发病率高，而且复发率也高。男性80%、女性60%的肾结石病人，平均在排石或取石9.5年后又发现结石。故肾石病在治疗上不仅要重视取石和排石，而且应重视预防肾结石的复发。

1.去除肾石的发病诱因。积极治疗形成结石的原因，如控制肾盂感染和解除尿路梗阻，均为防止结石形成和复发的有效措施。

2.注意充分饮水，尤其是夏季和夜间。为避免尿度过分浓缩，必须强调睡前饮水，并且在半夜再饮水一次。最好饮用含矿物质少的磁化水，如每日尿量超过2500毫升，可稀释尿液，减少晶体沉淀，冲洗尿路和排出微小结石。

3.调节饮食。饮食成分应根据结石种类和尿液酸碱度而定。对于草酸钙结石，应避免高草酸食物，如菠菜、可可、巧克力等，以及含钙高的食物，如牛奶、奶酪等。高尿酸血症和高尿酸尿时要吃低嘌呤饮食，避免进食动物内脏、血和咖啡等。

中医辨证论治

湿热下注，见小便混浊、尿频、尿急、尿痛者，可选用八正散加减（车前子、萹蓄、生大黄、山栀子、滑石、川萆薢、乌药、川牛膝、海金沙各10克，金钱草15克，生草梢6克）。

肾虚，表现为腰膝酸痛、头昏乏力、耳鸣者，可选用六味地黄丸加减（生地黄、茯苓、金钱草、川牛膝各15克，淮山、牡丹皮、泽泻、山茱萸各10克）。

气滞血瘀，表现为腰刺痛、尿暗红者，选用桃红四物汤加味（桃仁、红花、当归、赤芍、川芎、郁金、鸡内金各10克,生地黄、金钱草各15克）。

按摩疗法

按揉中极穴

【定位】

位于下腹部，前正中线上，当脐中下4寸。

【按摩】

用拇指顺时针按揉中极穴2分钟，然后逆时针按揉2分钟，力度适中，手法连贯，按揉至局部有胀麻感为宜。

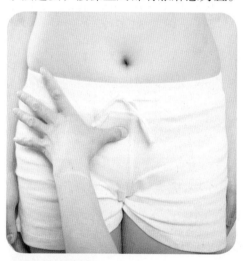

按揉关元穴

【定位】

该穴位于脐中下3寸，腹中线上，仰卧取穴。

【按摩】

用拇指指腹轻轻点按关元穴约2分钟，以局部有温热的感觉并持续向腹部渗透为有效。

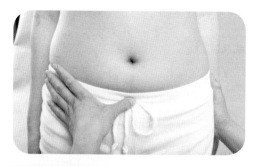

擦按环跳穴

【定位】

位于股外侧部，侧卧屈股，当股骨大转子最凸点与骶管裂孔连线的外1/3与中1/3交点处。

【按摩】

用手掌大鱼际擦按环跳穴5~6分钟，力度由轻至重再至轻，手法连贯。

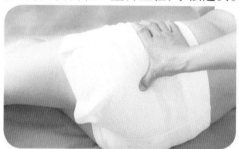

按揉肾俞穴

【定位】

该穴位于腰部，当第2腰椎棘突下，旁开1.5寸。

【按摩】

用双手拇指重叠按压肾俞穴1~2分钟，再按顺时针方向按揉约1分钟，然后按逆时针方向按揉约1分钟，以局部出现酸、麻、胀感觉为佳。

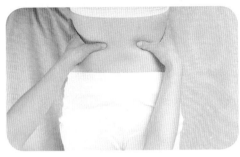

专家解析

　　中极、关元是任脉的穴位，按揉之可以培固下元、帮助气化、调理血室；按揉环跳可通经活络、除湿祛风、强健腰膝；肾俞穴善于滋补肾阴、温补肾阳。四穴配用，共同行走于下焦，既能够调补气血，又可以通经止疼。

刮痧疗法

刮拭交信穴

【定位】

　　位于小腿内侧，当太溪直上 2 寸，复溜前 0.5 寸，胫骨内侧缘的后方。

【刮拭】

　　以面刮法从上向下刮拭下肢交信穴 3 ~ 5 分钟，力度由轻渐重，以局部皮肤发红发热为度。

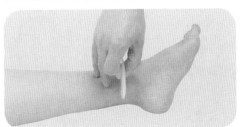

刮拭三阴交穴

【定位】

　　位于小腿内侧，当足内踝尖上 3 寸，胫骨内侧缘后方。

【刮拭】

　　以面刮法从上向下刮拭下肢三阴交穴 3 ~ 5 分钟，以局部皮肤发红发热或出痧为度。

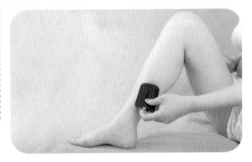

刮拭水泉穴

【定位】

　　位于足内侧，内踝后下方，当太溪直下 1 寸，跟骨结节的内侧凹陷处。

【刮拭】

　　以面刮法从上向下刮拭水泉穴 3 分钟，力度由轻渐重，以局部皮肤发红发热为度。

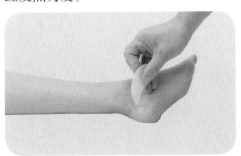

刮拭复溜穴

【定位】

位于小腿内侧，太溪直上 2 寸，跟腱的前方。

【刮拭】

以面刮法刮拭复溜穴，力度由轻渐重，以局部皮肤发红发热为度。

专家解析

刮拭上述穴位有益肾健脾、行气利尿、通淋等功效，有助于改善腹胀、泄泻、小便不利等病症。

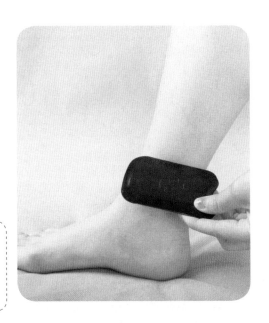

慢性肾功能衰竭

慢性肾功能衰竭是一个综合征，系由于各种慢性肾脏疾病晚期肾功能减退所引起。临床表现为水、电解质和酸碱平衡失调，以及因毒素潴留引起的系列中毒症状，预后较差。在肾功能减退的同时，机体产生了适应性，但这种适应性是有限的，当肾功能受损超过 50% 时，则可出现全身一系列的中毒症状和生化指标的变化。据统计，本病年发病率约占自然人群的万分之 0.5 左右。

发病原因

慢性肾功能衰竭的病因，大致可分为三类：

1. 局部病变。疾病主要侵犯肾脏，且以肾脏为主要表现，其中以慢性肾炎、慢性肾盂肾炎最为多见。

2. 下泌尿系梗阻。主要表现为膀胱功能失调，容易继发感染而引起肾功能衰竭，如前列腺肥大等。

3. 全身性疾病与中毒。如高血压、肾动脉硬化症、糖尿病及镇痛药或重金属中毒等。

某院对 30 年来住院的 8947 名 65 岁以上老年病人进行统计分析，对各种疾病的发病率进行排队：高血压病、糖尿病、肾盂肾炎、慢性肾炎分别占第 1、10、25、31 位。这些疾病均可导致慢性肾功能衰竭。

中医认为，肾功能衰竭是由各种疾病的不同病因发展到脾肾阳衰、阳不化湿，使水浊内生、浊邪壅塞三焦而产生。因此，脾阳亏损、肾阳衰微是肾功能衰竭之本，浊邪壅塞、三焦不行，导致心肺、脾胃、肝等脏腑受损是其标，病变部位则在肾。

［临床表现］

慢性肾功能衰竭的临床表现十分复杂，有慢性肾炎病史的患者，如出现下列情况，应考虑慢性肾功能衰竭：

1. 胃肠系统症状。恶心、呕吐、胃纳下降、口臭带氨味、口腔黏膜溃疡等。

2. 精神神经系统症状。乏力、头痛、头昏、记忆力减退、注意力难于集中、失眠、对外界反应淡漠、言语减少等。

3. 贫血、出血倾向。

4. 化验血肌酐 > 221 ~ 442 毫摩尔 / 升。

5. 水、电解质、酸碱失衡的表现，如酸中毒的呼吸深大、水代谢失常的少尿、无尿。

［预防措施］

正常人肾的重量随着增龄而减轻，皮质变薄，肾窦内脂肪增加，间质纤维化加剧。老年人肾单位数量减少，从 25 岁到 85 岁，其总数约减少 30% ~ 40%，所以，老年人肾功能也随增龄而减退。

有慢性肾病史的患者，若能从预防着手，尽量保存更多的肾单位，从而防止肾功能衰竭，意义尤为深远。

1. 积极治疗原发病。针对原发肾病的不同，如慢性肾炎、肾盂肾炎、糖尿病、高血压病等，分别采取抗炎、降压、降糖等方法。

2. 积极有效地控制感染。反复多次感染为最常见的慢性肾衰恶化的诱因，常见的感染有呼吸道感染（如感冒、气管炎等）、皮肤感染、胆道感染、泌尿道感染等。所以慢性肾病患者，若出现感冒咳嗽、咽喉痒痛、鼻塞流涕、怕冷发热、皮肤生痛疖、尿频、尿急、尿痛等，应积极治疗，选择有效的抗生素或服中药控制感染，防止进一步损害肾功能。

3. 限制蛋白摄入。慢性肾病，尤其是在出现氮质血症以后，肌酐 > 442 毫摩尔 / 升，内生肌酐清除率为 25% ~ 50%，应限制蛋白的摄入，一次性过多的蛋白摄入，使肾脏不能及时排出氮质代谢产物，易致尿毒症。

4. 合理用药，防止肾毒药的使用。对慢性肾病尤其是肾功能不全的病人，用药时应注意两方面的问题：

（1）使用的药物应避免对肾发生毒性，以免进一步损害肾功能。下列药物应尽量避免使用：①抗生素类，如各种长效制剂、磺胺类，因能形成结晶阻塞尿路；抗结核药，如吡嗪酰胺、乙硫异烟胺、环丝氨酸、紫霉素、乙胺丁醇等；四环素类，这类抗生素对蛋白质的合成代谢有抑制作用，导致 BUN 增高，肾脏负担加重。②中枢神经系统药物，如氯氮类、巴比妥类、水杨酸盐等。

（2）一些主要经肾排泄的药物。需减少药物的剂量，如地高辛等。

5. 排除尿路梗阻。在短期内突然出现少尿甚至无尿者应予注意，应及时做肾脏 B 超检查，明确是否有肾盂积水（结石或前列腺肥大所致），及时排除梗阻，有利于保护肾功能。

［中医辨证论治］

脾肾阳虚，表现为肢体浮肿、肢冷畏寒、面色㿠白、倦怠乏力、纳少便溏者，可选用实脾饮加减（茯苓、益母草、川牛膝、车前草各 15 克，广木香 6 克，白术、桂枝、制附子、干姜、厚朴各 10 克）以温补脾肾，利水消肿。

肝肾阴虚，表现为头昏、耳鸣眼花、失眠多梦、腰膝酸软者，可选用知柏地黄汤加减（熟地黄、茯苓、杜仲、桑寄生、川牛膝各 15 克，知母、黄柏、牡丹皮、泽泻各 10 克）以滋补肝肾。

湿浊困阻，表现为恶心呕吐、厌食腹胀、口吐清水、头昏乏力者，可选用温胆汤加味（竹茹、枳实、法半夏、陈皮、生大黄各 10 克，茯苓、炒谷麦芽各 15 克，生甘草、黄连、吴茱萸各 3 克）以和胃降浊。

艾灸疗法

灸涌泉穴

【定位】

该穴位于足前部凹陷处第 2、3 趾趾缝纹头端与足跟连线的前 1/3 处。

【艾灸】

将艾条点燃于穴位上温灸，火炷与皮肤的距离在 2～2.5 厘米左右。患者感觉灼热时，可将火炷上提，然后再回原位，如此一上一下反复灸疗。

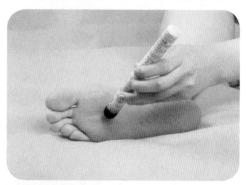

灸足三里穴

【定位】

该穴位于外膝眼下 3 寸，距胫骨前嵴 1 横指，当胫骨前肌上。

【艾灸】

将艾条点燃于穴位上温灸，火炷与皮肤的距离在 2～2.5 厘米左右。患者感觉灼热时，可将火炷上提，然后再回原位，如此一上一下反复灸疗。

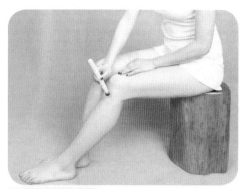

灸三阴交穴

【定位】

该穴位于小腿内侧，当足内踝尖上3寸，胫骨内侧缘后方。

【艾灸】

将艾条点燃于穴位上温灸，火炷与皮肤的距离在2～2.5厘米左右。患者感觉灼热时，可将火炷上提，然后再回原位，如此一上一下反复灸疗。

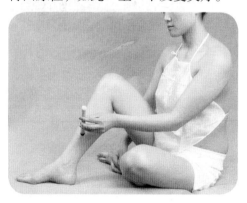

灸大椎穴

【定位】

该穴位于颈部下端，背部正中线上，第7颈椎棘突下凹陷中。

【艾灸】

将艾条点燃于穴位上温灸，火炷与皮肤的距离在2～2.5厘米左右。患者感觉灼热时，可将火炷上提，然后再回原位，如此一上一下反复灸疗。

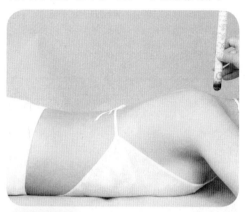

灸关元穴

【定位】

该穴位于脐中下3寸，腹中线上，仰卧取穴。

【艾灸】

将艾条点燃于穴位上温灸，火炷与皮肤的距离在2～2.5厘米左右。患者感觉灼热时，可将火炷上提，然后再回原位，如此一上一下反复灸疗。

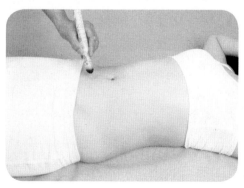

灸命门穴

【定位】

位于腰部，当后正中线上，第2腰椎棘突下凹陷中。

【艾灸】

将艾条点燃于穴位上温灸，火炷与皮肤的距离在 2 ~ 2.5 厘米左右。患者感觉灼热时，可将火炷上提，然后再回原位，如此一上一下反复灸疗。

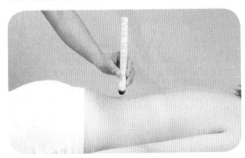

灸肾俞穴

【定位】

该穴位于腰部，当第2腰椎棘突下，旁开 1.5 寸。

【艾灸】

将艾条点燃于穴位上温灸，火炷与皮肤的距离在 2 ~ 2.5 厘米左右。患者感觉灼热时，可将火炷上提，然后再回原位，如此一上一下反复灸疗。

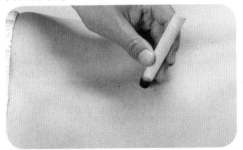

专家解析

每日上午治疗1次，每次 2 ~ 5 个穴位，每个穴位 15 ~ 20 分钟。一般 3 个月为 1 个疗程。用于治疗慢性肾功能衰竭引起的恶心、呕吐、纳差等症状。